U0397804

# 磁共振弥散加权及融合图像

## —— 在肿瘤诊治中的应用

## *MR Diffusion-weighted and Infusion Imaging*

### *——Tumor Diagnosis and Treatment*

李忠海　陈燕萍　杜端明　主编

世界图书出版公司

上海·西安·北京·广州

主　编　李忠海　陈燕萍　杜端明

编　委　（按姓氏笔画排序）

邓白茹　广东省清远市人民医院

王　横　暨南大学附属广州复大肿瘤医院

卢晓丹　南方医科大学南方医院

朱记超　深圳市龙岗中心医院

李忠海　暨南大学附属广州复大肿瘤医院

张方璟　深圳市妇幼保健院

张　利　乌兰浩特市人民医院

张灵艳　南方医科大学第三附属医院

吴俊铠　南方医科大学南方医院

陈梓晴　暨南大学附属广州复大肿瘤医院

陈燕萍　南方医科大学南方医院

杜端明　深圳大学附属第一医院

周序珑　暨南大学附属广州复大肿瘤医院

杨振中　暨南大学附属广州复大肿瘤医院

杨　意　暨南大学附属广州复大肿瘤医院

唐姗姗　佛山市第一人民医院

徐　嬿　广州中医药大学第一附属医院

黄玉罡　暨南大学附属广州复大肿瘤医院

谭建儿　南方医科大学南方医院

# 序 一

我有幸先睹了李忠海医师等主编的书稿《磁共振弥散加权及融合图像——在肿瘤诊治中的应用》，心中一亮：这是一本十分贴合临床实际应用的影像学之作；更让我欣慰的是本书专门介绍并论述了磁共振DWI及融合图像在全身性肿瘤诊治中的应用，尚少见。

磁共振弥散加权成像（Diffusion weighted imaging，DWI）通过检测活体组织中水分子弥散运动受限的方向及其程度来反映病变组织功能的代谢情况，属于分子影像学范畴。由于在DWI图像上肌肉、血管等组织均呈低信号，而淋巴结、肿瘤等病变呈明显高信号易于辨认，故也称背景抑制磁共振弥散加权成像，或类PET成像；将背景信号明显抑制的DWI图像融合磁共振结构图像则形成同时显示解剖结构与功能代谢的融合图像，进一步提高磁共振的诊断效用。

随着MRI软硬件技术的发展，DWI及融合图像已从最初仅应用于脑部病变发展到对全身病变的诊断。实践证明这种新技术既可以敏感地显示病灶，又可提供解剖定位信息，现已广泛应用于肿瘤的诊断、分期、疗效评估以及对肿瘤复发的监测等，并具有价格低廉、无电离辐射、无需注射对比剂，全身快速扫描等多种优势。

本书分别从头颈部、呼吸、消化、泌尿生殖、骨肌系统，结合病例全面介绍了 DWI 及融合图像在肿瘤诊断与疗效观察中的应用，涉及病种多达47 种，80 个病例，802 幅插图（手术病例大多配了病理图）。这些临床病例资料翔实可靠，令人欣喜。

当前像本书以病例为主线的"对病入图"的专著并不多见，所谓临床，就是临证、实践在患者之侧。本书作者均来自临床一线，在繁忙的日常工作之余，他们收集了如此多的影像学精美图片，又结合文献，进行了贴切的诠释，为广大临床医师的诊疗工作提供了最为简便的临证参考，这是十分难得的。

感谢并祝贺本书主编与各位编写者，他们为我国肿瘤放射学诊断做了一件十分有意义的工作。

我乐于向广大同道推荐，欣然作序。

解放军总医院放射科

2018/6/12　于北京

# 序 二

作为临床医生，我一直主张在诊疗工作中，要遵循"ABC"原则：A，有效的（Available）、B，简单的（Brief）、C，便宜的（Costless）。我赞赏磁共振弥散加权成像（DWI），就是因为它基本符合这个原则。

作为一种功能磁共振成像技术，DWI 可反映水分子的扩散运动，能在分子水平对生物体的组织结构和功能状态进行评价，是当今唯一无辐射、无创伤性检测人体组织水分子扩散运动的影像检查方法。

DWI 最早应用于神经系统的研究，随着医学物理学，尤其影像学的发展，又相继应用于全身各脏器病变，尤其肿瘤，并取得了日趋成熟的经验。根据我院应用于近万例肿瘤诊治的资料和经验，DWI 至少具有下列优点——

★ 协助肿瘤诊断，包括定位，良、恶性肿瘤鉴别与 TNM 分期。DWI 是利用水分子的弥散运动特性进行成像的，DWI 使 MRI 对人体的研究深入到细胞水平的微观世界，反映着人体组织的微观几何结构以及细胞内外水分子的转运等变化。因此，该项检测技术有助于恶性肿瘤的诊断。

★ 有助于治疗靶区的精确勾画：手术、放射治疗和各种微创消融治疗，都需要明确治疗靶区。治疗前确定的靶区太小，会导致部分肿瘤组织遗漏；靶区太大，会加重对正常组织的损伤。因此，精确的靶区勾画是保证治疗质量的关键。DWI能清晰显示病灶的水分子运动受限的区域，从而能相当精准地确定恶性肿瘤的范围及其边界。

★ DWI能在形态学发生变化之前发现肿瘤内部的功能性改变。存活的肿瘤细胞胞膜完好，可以阻止水分子的扩散运动；细胞凋亡后，胞膜破裂，无法阻止水分子扩散运动，此时水分子自由无阻，以致坏死区肿瘤组织信号强度较存活肿瘤组织区明显降低。因此，DWI可用于评价疗效、预测复发、判断预后，有助于制定进一步治疗－康复策略和（或）方案。

★ 与PET/CT及CT不同，DWI没有放射损伤，这可能是DWI的优势所在。

临床工作面对的是人，不同的诊断技术各有所长所短，关键是按照病情恰当地选择和应用。在临床上，我常选择DWI，有时甚至有些偏爱。李忠海医师和他的团队，多年来认真收集、保存和分析资料，以临床实践的图像（包括病理图像）为中心，与陈燕萍教授及其团队收集整理的诸多相关病历和文献资料，共同编著成《磁共振弥散加权及融合图像——在肿瘤诊治中的应用》，这无疑对肿瘤临床是一重大贡献。

除了本书各位作者的努力，资深编辑蔡平女士对文稿的归类、整合，对图、文的精心编排修改以及专家的认真审读功不可没，是他们的精心工作，才使本书以独树一帜的风貌面世。

感谢各位同事、同道以及支持本书出版的朋友。

徐克成

暨南大学附属广州复大肿瘤医院

2018 年 6 月于广州

# 前　言

磁共振弥散加权成像（Diffusion weighted imaging，DWI）是通过无创检测活体组织中水分子弥散运动受限的方向及其程度，从而反映病变组织功能的代谢情况，属于分子影像学范畴；近年来，DWI已广泛应用于临床。

在DWI图像上，脂肪、肌肉及血管等组织均呈低信号，而淋巴结、肿瘤等病变呈明显高信号，因此DWI也称背景抑制磁共振扩散加权成像，或类PET成像。

目前DWI已广泛应用于肿瘤的临床诊断与分期、疗效评估以及监测肿瘤复发……恶性肿瘤细胞繁殖旺盛，水分子扩散明显受限，ADC（表现弥散系数）值降低，DWI呈高信号；细胞繁殖越旺盛使得细胞密度越高，ADC值降低越明显，因此，DWI有助于良、恶性肿瘤的鉴别。

DWI对转移性淋巴结的检出率及诊断准确率均高于常规MRI，其还能监测疗效有助于及时完善或更改治疗方案。

将背景信号明显抑制的DWI图像与MR结构图像融合，形成的融合图像，既可以敏感地显示病灶，又能提供一定的解剖定位信息，进而为临床医师提供直观的肿瘤图像。DWI 及融合图像具有价格低廉，无电离辐射、无需注射对比剂，全身快速扫描等多种优势，故有较好的临床应用价值。

本书内容共分六章：首章简介了磁共振弥散加权成像及融合图像的原理、成像方法以及在肿瘤诊断与疗效评估中的作用；二至六章分别从头颈部、呼吸、消化、泌尿生殖、骨肌系统阐述了弥散加权成像及融合图像在各类肿瘤诊、疗中的应用。撰写内容以病例为纲，涉及 47 个病种，80 个病例，802 幅图像（大部分手术病例还配备了相应的病理图）。

本书收集的基本上都是肿瘤病例，且部分为肿瘤晚期病例，病情较复杂。将这些病例的 DWI 图像进行诠释，是一项艰苦的工作，对我们来说，是一次尝试。对于编写中存在的疏漏或不足，恳请广大读者指正，以便再版时完善。

目前，在 DWI 及融合图像在肿瘤诊断与治疗中的应用上，尚未见类似的专著发表，希望此书的出版，能对广大从事影像及相关科别的临床医师了解 DWI 及融合图像在肿瘤诊断与治疗中的作用有所助益。

2018 年 6 月

# 目　录

恶性肿瘤是导致人类死亡的主要原因，严重威胁着人类的生命健康。至 2012 年，全球每年约有 1410 万新发恶性肿瘤病例，预计在未来的 20 年内，这一数据将上升至 2200 万 / 年；而因恶性肿瘤死亡的人数预计将从 820 万 / 年上升至 1300 万 / 年 [1]。

恶性肿瘤是一种进展性疾病，肿瘤分期对临床治疗计划的制定及其预后的评估甚为重要；目前影像学检查在肿瘤分期、疗效评估以及肿瘤复发的监测等方面具有十分重要的作用。

常规的 CT 与 MRI 检查方法能很好地反映肿瘤组织内部结构及其与周围组织的关系等；然而，肿瘤早期仅表现为功能性或代谢性的改变，尚未见结构上的变化，此时常规 CT 与 MRI 检查的作用有限。

磁共振弥散加权成像（diffusion weighted imaging，DWI）通过无创检测活体组织中水分子弥散运动受限制的方向及程度，反映病变组织的功能代谢情况，属于分子影像学范畴。目前 DWI 已广泛应用于肿瘤诊断、疗效评估以及肿瘤复发的监测等方面。

## 1.1　弥散加权成像的基本原理

弥散（Diffusion）又称扩散，是指分子在内部热能的驱动下发生的一连串的随机碰撞及位移现象，也可称布朗运动（Brownian movement）。弥散是生物体内许多生理功能活动的一种重要物理过程，也是多种物质在体内转运的重要方式；生物组织内水分子的弥散主要包括细胞外弥散、细胞内弥散和跨膜弥散。病变过程中，所有改变细胞内、外空间的体积比，或改变细胞内、外空间物质的物理性质，或改变细胞膜本身性质的因素，均能影响水分子的弥散运动 [2,3]。DWI 即利用成像层面内各组织结构水分子弥散运动自由度的不同，形成具有不同对比度的图像，是目前唯一能无创探测活体内水分子弥散情况的影像学检查方法。

Stejskal 等 [4]（1965 年）将基于水分子弥散运动产生的磁共振信号转

换成可测量的磁共振成像技术。目前常用的成像技术是在 $T_2$ 加权自旋回波序列（spin echo sequence，SE 序列）中某个方向上于 180° 射频脉冲的两侧加入两个对称的弥散敏感梯度场，分别造成质子失相位和复相位。在该方向上固定（没有位移）的水分子，两次弥散敏感梯度场造成的质子相位变化相互抵消，不能引起磁共振信号的衰减；在该方向上移动的质子因两次梯度场引起的相位变化不能相互抵消而导致失相位，引起磁共振信号的衰减 [5]。

弥散加权图像的组织信号取决于相应 $T_2WI$ 信号强度和自由弥散引起的信号丢失程度，其计算公式如下：

$$SI=SI_0 \times exp\ (-b \times D) \tag{1-1}$$

SI 为施加弥散敏感梯度场后的组织信号强度；$SI_0$ 为施加弥散敏感梯度场前的 $T_2WI$ 信号强度；D 为弥散系数，代表的是一个水分子在单位时间内随机运动的平均范围，单位：$mm^2/s$；b 为弥散敏感系数，单位：$s/mm^2$，代表的是弥散加权的程度，获得 b 值，即可计算组织的弥散系数 D。然而，弥散加权成像还受到毛细血管灌注的影响，其可产生类似的弥散效应 [6,7]，这种弥散加权图像很难测出真正的弥散系数 D，因此，通常将测量出的弥散系数称为表观弥散系数（apparent diffusion coefficient，ADC）。

根据组织 ADC 值的不同而重建出来的图像称为 ADC 图。当水分子弥散运动受限时，ADC 值小，ADC 图呈低信号；反之，当水分子弥散运动增快时，ADC 值大，ADC 图呈高信号。而弥散加权图像（DWI）不仅具有因组织 ADC 值不同而形成的图像对比，还包含因组织 $T_2$ 弛豫时间不同所产生的 $T_2$ 加权图像对比，后者称为 $T_2$ 透过效应（$T_2$ shine through）。如：$T_2WI$ 高信号的病变，若弥散明显受限，因 $T_2$ 透过效应，病变在 DWI 图上的信号更高；若弥散仅轻度受限，此时很难判断 DWI 图上信号的升高是由于弥散受限还是 $T_2$ 透过效应引起；若弥散不受限，有时 $T_2WI$ 高信号可与弥散不受限引起的低信号相抵消，病变在 DWI 图上表现为等信号，但 $T_2$ 透过效应很明显时，病变在 DWI 图上可表现为高信号。这几种情况仅依靠 DWI 图均难以判断病变的弥散真实情况，因此，对病变进行诊断时，需要同时分析 $T_2WI$、DWI 及 ADC 图。

DWI 成像质量与 b 值的选择密切相关；b 值越高，对水分子弥散运动的检测越敏感，但同时会降低图像的信噪比（signal-to-noise ratio，

SNR），且使用太高的 b 值会刺激受检者的周围神经；低 b 值图像的 SNR 较高，但对水分子弥散运动的检测不敏感，且易受到局部组织微循环灌注的影响。另一方面，b 值的大小与 $T_2$ 透过效应也有直接关系，b 值为 0 时，弥散加权图像实际为 $T_2$ 加权图像；b 值较低时，回波时间（time of echo，TE）短，$T_2$ 透过效应明显；b 值较高时，TE 长，$T_2$ 透过效应小。弥散加权成像应根据不同的成像部位、成像序列和成像目的来选择合适的 b 值。

## 1.2　弥散加权成像在肿瘤诊断及疗效评估中的作用

在生物组织中，细胞内空间存在膜结构、细胞器、大分子物质等天然阻碍，导致细胞内空间水分子弥散运动受到的限制比细胞外空间水分子大得多，因此细胞外水分子弥散运动对磁共振信号的改变起主导作用。正常组织细胞外空间大，水分子弥散不受限；肿瘤组织由于细胞密度增加，细胞外空间缩小，水分子弥散则受限；此外，肿瘤组织核质比较正常组织高，细胞内空间缩小，水分子弥散也受限。

在弥散加权成像中，水分子弥散运动的存在会使磁矩发生改变，导致 ADC 值升高，磁共振信号降低；反之，水分子弥散运动受限，则导致 ADC 值降低，磁共振信号升高。肿瘤发生发展过程中，当细胞密度增加，但形态学尚未发生明显改变时，常规磁共振无法检测出病灶；而弥散加权成像则能灵敏地探测出细胞密度的改变，对肿瘤的早期诊断具有重要价值。

弥散加权成像能灵敏地探测与诊断转移性淋巴结，有助于临床治疗方案的制定。常规 CT 和 MRI 难以区分良性或转移性的淋巴结肿大，也无法判断小淋巴结的良、恶性。多项研究[8~10]表明，转移性淋巴结的 ADC 值比良性淋巴结的 ADC 值低；且 DWI 对转移性淋巴结的检出率及诊断的准确率均高于常规 MRI。

此外，弥散加权成像在肿瘤疗效评估中也发挥着重要作用[11]。有效的治疗手段，如放疗、化疗或射频 / 冷冻消融以及不可逆性电穿孔等治疗方法，能使肿瘤细胞坏死、数量减少、细胞膜通透性改变等，可降低水分子弥散受限的程度，使 ADC 值升高；肿瘤残留或复发时相应区域细胞密度较大、细胞外间隙较小，从而限制了水分子的弥散运动，致 ADC 值降低。治疗后肿瘤细胞密度的改变往往早于肿瘤体积的变化，在治疗期间通过弥散加权成像监测对肿瘤的疗效，有助于及时完善或更改治疗方案。

## 1.3 弥散加权成像扫描方法及其参数

目前，弥散加权成像最常采用的扫描方法是自旋回波平面回波成像（echo planar imaging，EPI）结合脂肪抑制技术。该方法是在 180° 脉冲前后分别于三个正交轴方向（层面选择方向、读出方向及相位方向）施加大小相等的弥散敏感梯度场。为了减少图像的失真，通常采集编码方向前后方位的横轴面数据，然后利用横轴面的薄层数据重建出矢状位和冠状位图像等。该扫描方法可在较长时间内采用多层面激励和信号平均技术，提高图像信噪比；且其采集速度快（<100 ms/幅），对运动不敏感，可在自由呼吸下进行某一部位甚至全身弥散加权成像。此外，因自由呼吸扫描可获得较长采集时间，故该扫描方法还可进行多 b 值（>5 个）或者高 b 值扫描。

b 值的选择会影响背景组织信号的抑制程度，b 值通常选择 800~1000 s/mm²，此范围对背景组织信号抑制较佳，病变区域显示较清晰。在肝脏、胰腺等较均质的脏器行弥散加权成像时，b 值选择 500 s/mm² 即可较好地抑制背景信号以突显病灶，且同时缩短扫描时间；然而，在检测前列腺等 DWI 高信号脏器的病变时，则需要更高的 b 值（1500~2000 s/mm²）才能较好地抑制背景信号并显示病灶。根据不同的扫描部位，选择不同的 b 值并结合脂肪抑制技术，可获得较满意的弥散加权图像。

### 1.3.1 颌面、口咽、颈部

采用头颈联合线圈，检查前嘱患者在扫描时尽量不要做吞咽动作。

采用 SE-EPI+SPAIR 脂肪抑制序列，横断面扫描。扫描参数如下：TR 1500 ms；TE 79 ms；层厚 5.0 mm；层数 32；层间隔 1.0 mm；扫描视野 270 mm×360 mm；矩阵 115×192；采集频带 1446 Hz/像素；激励次数 1；选取三种不同的弥散系数组合成像，b 值分别为 50、400、800 s/mm²。

### 1.3.2 胸、腹、盆腔

采用体部六通道相控阵线圈，检查前嘱患者平静有规律地呼吸，上腹部扫描前禁食 4 小时；盆腔扫描前禁食 8 小时，并要求患者适当憋尿，以

---

本书中磁共振扫描均采用 Siemens 公司 MAGNETOM Avanto 1.5 T 超导型 MRI 成像仪

充盈膀胱。

采用 SE-EPI+SPAIR 脂肪抑制序列，横断面扫描，胸及上腹部在自由呼吸下采用导航回波技术采集信号扫描。扫描参数如下：TR 1500 ms；TE 79 ms；层厚 6.0 mm；层数 32；层间隔 1.2 mm；扫描视野 285 mm×380 mm；矩阵 115×192；采集频带 1446 Hz/ 像素；激励次数 1；选取三种不同的弥散系数组合成像，b 值分别为 50、400、800 s/mm$^2$。在检测 DWI 高信号脏器（前列腺等）的病变时，则需采用更高的 b 值（1500~2000 s/mm$^2$）。

### 1.3.3　乳腺

采用乳腺专用多通道相控阵线圈，嘱患者取俯卧位，乳腺自然悬垂于线圈的两个凹槽中。

采用 SE-EPI+SPAIR 脂肪抑制序列，横断面扫描。扫描参数如下：TR 6500 ms；TE 108 ms；层厚 4.0 mm；层数 24；层间隔 2.0 mm；扫描视野 170 mm×340 mm；矩阵 96×192；采集频带 1628 Hz/ 像素；激励次数 1；选取四种不同的弥散系数组合成像，b 值分别为 50、200、500、800 s/mm$^2$。

### 1.3.4　四肢

采用柔性线圈（flex large）或体部六通道相控阵线圈，扫描时利用各种辅助固定装置使患者关节处于稳定舒适状态，以利于患者配合进行较长时间的扫描。

采用 SE-EPI+SPAIR 脂肪抑制序列，横断面扫描。扫描参数如下：TR 1500 ms；TE 79 ms；层厚 4.0 mm；层数 40；层间隔 0.8 mm；扫描视野 332.5 mm×380 mm；矩阵 134×192；采集频带 1446 Hz/ 像素；激励次数 1；选取三种不同的弥散系数组合成像，b 值分别为 50、400、800 s/mm$^2$。

## 1.4　ADC 值测量及 DWI 融合图像后处理方法

### 1.4.1　ADC 值测量方法

弥散加权成像是一种功能性成像技术，它可通过检测生物组织内水分子的运动状态变化，得到各组织的表观弥散系数（ADC）值，进而评估组织细胞的成分及其完整性，以提供组织学改变的信息。

通过上述扫描方法获得 DWI 原始数据，将 DWI 原始数据导入机器自带工作站，使用 mmwp 图像后处理软件自动分析 DWI 原始数据，并自动生成 ADC 图像。根据常规 MRI 平扫及其增强扫描图像，在 ADC 图像上病灶实性部分手动勾画感兴趣区域（region of interest，ROI），ROI 面积为 $4\sim10\ mm^2$，即可自动获得病灶的 ADC 值。

在勾画 ROI 时应避开肉眼可见的囊变、坏死、出血区域；实性成分较少的病灶，则可根据增强图像尽量包含病灶的实性成分。

### 1.4.2　DWI 融合图像

高 b 值的弥散加权图像能较好地显示病灶，但对背景信号抑制较明显，难以对病灶进行解剖定位，故需结合 $T_1WI$ 和（或）$T_2WI$ 图像观察。实践过程中，笔者曾尝试将高 b 值（如 $b=800\ s/mm^2$）DWI 图像与 $T_1WI$ 或 $T_2WI$ 图像进行融合，结果示该方法的融合图像对病灶显示不佳，可能的原因：$T_1WI$ 或 $T_2WI$ 图像背景组织信号强度较强，进行图像融合时易掩盖病灶的 DWI 信号，致使病灶显示不清。另一方面，低 b 值的弥散加权图像对病灶显现较差，背景信号抑制不明显；且较小的 b 值可得到较高信噪比的图像。因此，笔者尝试将低 b 值（$b=50\ s/mm^2$）与高 b 值（$b=800\ s/mm^2$）DWI 数据进行融合后处理，结果显示采用该方法得到的融合图像能较好地显示病灶，且背景中各组织信号强度既不影响对病灶的显现，又可提供一定的解剖定位信息。

（谭建儿　徐嬿　陈梓晴　陈燕萍　李忠海　杜端明）

### 参 考 文 献

［1］Ferlay J, Soerjomataram I, Dikshit R, *et al*. Cancer incidence and mortality worldwide: sources, methods and major patterns in GLOBOCAN 2012. *Int J Cancer*, 2015, 136(5): E359~E386

［2］Kwee T C, Takahara T, Ochiai R, *et al*. Whole-body diffusion-weighted magnetic resonance imaging. *Eur J Radiol*, 2009, 70(3): 409~417

［3］Sotak C H. Nuclear magnetic resonance (NMRI) measurement of the apparent diffusion coefficient (ADC) of tissue water and its relationship to cell volume changes in pathological states. *Neurochem Int*, 2004, 45(4): 569~582

[4] Stejskal EO, Tanner JE. Spin diffusion measurements: spin echoes in the presence of a time-dependent field gradient. *J Chem Phys*, 1965, 42: 288~292

[5] Kwee T C, Takahara T, Ochiai R, *et al*. Diffusion-weighted whole-body imaging with background body signal suppression (DWIBS): features and potential applications in oncology. *Eur Radiol*, 2008, 18(9): 1937~1952

[6] Koh DM, Scurr E, Collins DJ, *et al*. Colorectal hepatic metastases: quantitative measurements using single-shot echo-planar diffusion-weighted MRI imaging. *Eur Radiol*, 2006, 16: 1898~1905

[7] Yamada I, Aung W, Himeno Y, *et al*. Diffusion coefficients in abdominal organs and hepatic lesions: evaluation with intravoxel incoherent motion echo-planar MRI imaging. *Radiology*, 1999, 210: 617~623

[8] AbdelRazek AA, Soliman NY, Elkhamary S, *et al*. Role of diffusion weighted MRI imaging in cervical lymphadenopathy. *Eur Radiol*, 2006, 16: 1468~1477

[9] Vandecaveye V, De Keyzer F, Vander Poorten V, *et al*. Head and neck squamous cell carcinoma: value of diffusion weighted MRI imaging for nodal staging. *Radiology*, 2009, 251: 134~146

[10] Holzapfel K, Duetsch S, Fauser C, *et al*. Value of diffusion weighted MRI imaging in the differentiation between benign and malignant cervical lymph nodes. *Eur J Radiol*, 2009, 72: 381~387

[11] Tsien C, Cao Y, Chenevert T. Clinical applications for diffusion magnetic resonance imaging in radiotherapy. *Semin Radiat Oncol*, 2014, 24(3): 218~226

## 2.1 鼻咽癌

### 2.1.1 鼻咽癌

病例 1

患者男，42 岁。因左侧颈部肿物进行性增大 1 年余入院。

患者 1 年前发现左侧颈部无痛性肿物，且进行性增大，伴有轻度压痛，并出现鼻咽部压痛及头部放射痛。遂于境外某医院行左颈部肿块穿刺活检，病理提示：转移性低分化 - 未分化癌。全身 PET/CT 示：鼻咽部左侧高代谢灶，考虑恶性肿瘤，伴左侧颈部 Ⅱ、Ⅲ 区淋巴结转移。后自服免疫调节剂、中草药（具体不详），自觉症状缓解，为进一步诊治入院。

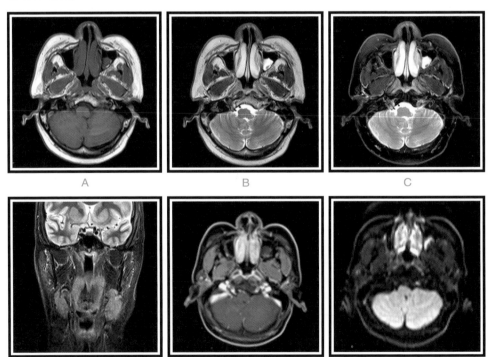

A   B   C

D   E   F

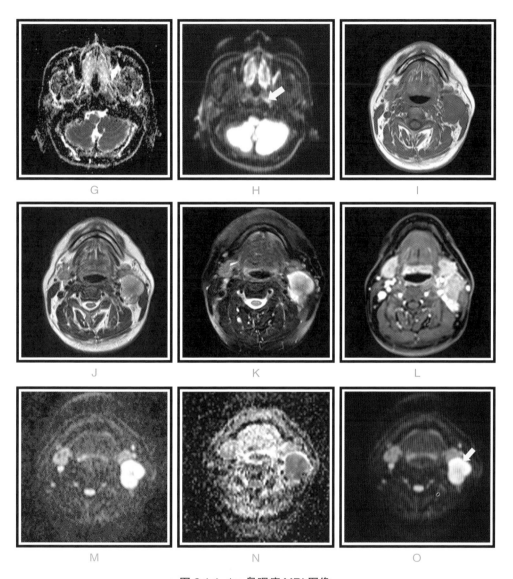

**图 2.1.1-1　鼻咽癌 MRI 图像**

A—轴位 $T_1WI$；B—轴位 $T_2WI$；C—轴位脂肪抑制 $T_2WI$；D—冠状面脂肪抑制 $T_2WI$；E—轴位脂肪抑制 $T_1WI$ 增强；F—轴位 DWI（b=800）；G—ADC 图；H—融合图像；I—颈部淋巴结层面轴位 $T_1WI$；J—颈部淋巴结层面轴位 $T_2WI$；K—颈部淋巴结层面轴位脂肪抑制 $T_2WI$；L—颈部淋巴结层面轴位脂肪抑制 $T_1WI$ 增强；M—颈部淋巴结层面轴位 DWI（b=800）；N—颈部淋巴结层面 ADC 图；O—颈部淋巴结层面融合图像

**影像所见**

鼻咽左侧壁及左侧咽隐窝变浅，黏膜增厚，$T_1WI$ 呈等信号（图 2.1.1-

1 A）；T$_2$WI 及抑脂 T$_2$WI 呈稍高信号（图 2.1.1-1 B~D），边界欠清；增强后病灶轻中度强化（图 2.1.1-1 E）；DWI：鼻咽左侧壁病灶呈高信号（图 2.1.1-1 F）；ADC 图：病灶呈低信号（图 2.1.1-1 G），ADC 值 0.601×10$^{-3}$ mm$^2$/s。

左侧颈动脉鞘区可见多发肿大淋巴结，其中较大者为 3.5 cm×2.9 cm，T$_1$WI 呈等信号（图 2.1.1-1 I）；T$_2$WI 及抑脂 T$_2$WI 呈不均匀高信号（图 2.1.1-1 J、K）；增强扫描呈中度强化（图 2.1.1-1 L）；DWI：肿大淋巴结呈高信号（图 2.1.1-1 M）；ADC 图：肿大淋巴结呈低信号（图 2.1.1-1 N），ADC 值 0.759×10$^{-3}$ mm$^2$/s。

融合图像清晰显示鼻咽左侧壁病灶及左颈部肿大淋巴结活性均较强，提示恶性（图 2.1.1-1 H、O 黄色箭头）。

MRI 诊断：鼻咽癌（左侧壁）并左侧颈部淋巴结转移。

病例 2

患者女，53 岁。2016 年 9 月发现左侧颈部肿块且进行性增大、增多，到当地医院就诊，行颈部彩超检查，提示颈部皮下多发实性结节，穿刺活检病理提示转移癌。进一步行鼻咽镜检查提示：鼻咽左侧顶后壁、咽隐窝黏膜增厚，左侧咽隐窝消失；鼻咽部 CT 检查提示：鼻咽左侧壁、顶壁增厚，并左颈部多发肿大淋巴结。

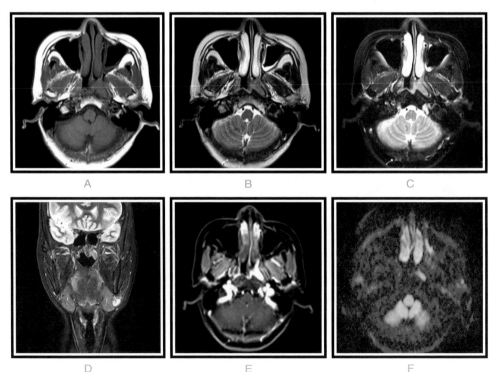

A      B      C

D      E      F

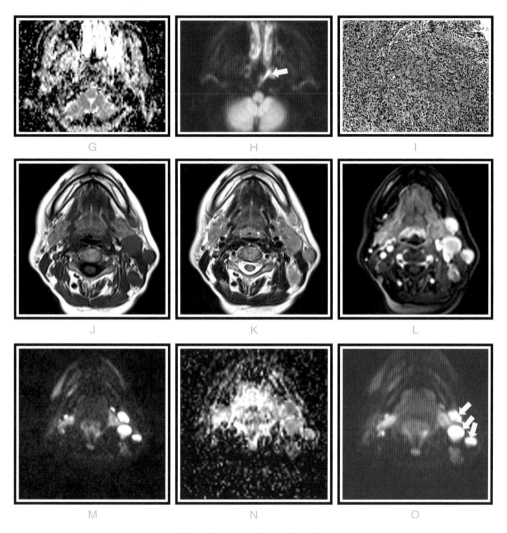

**图 2.1.1-2　鼻咽癌并颈部淋巴结转移的 MRI 及病理图**

A—轴位 $T_1WI$；B—轴位 $T_2WI$；C—轴位脂肪抑制 $T_2WI$；D—冠状面脂肪抑制 $T_2WI$；E—轴位脂肪抑制 $T_1WI$ 增强；F—轴位 DWI（b=800）；G—ADC 图；H—融合图像；I—病理图（HE×100）；J—颈部淋巴结层面轴位 $T_1WI$；K—颈部淋巴结层面轴位 $T_2WI$；L—颈部淋巴结层面轴位脂肪抑制 $T_1WI$ 增强；M—颈部淋巴结层面轴位 DWI（b=800）；N—颈部淋巴结层面 ADC 图；O—颈部淋巴结层面融合图像

影像所见

鼻咽左侧顶后壁黏膜明显增厚，局部呈结节状（2.1 cm×1.1 cm），$T_1WI$ 呈等信号（图 2.1.1-2 A）；$T_2WI$ 及抑脂 $T_2WI$ 呈稍高信号（图 2.1.1-2 B~D），边界尚清，左侧咽隐窝消失，左侧咽旁间隙变窄；增强扫描后病灶轻中度强化（图 2.1.1-2 E）。DWI：鼻咽左侧顶后壁病灶呈高信号（图 2.1.1-2 F）；ADC 图：相应病灶呈低信号（图 2.1.1-2 G），ADC 值 $0.652 \times 10^{-3}$ mm²/s；融合图像示鼻咽左侧壁病灶活性较强，提示恶性（图 2.1.1-2 H 黄色箭头）。

左侧颈动脉鞘区见多发肿大淋巴结影（图 2.1.1-2 J~L），较大者 2.2 cm × 1.9 cm，左侧胸锁乳突肌受压、粘连，增强后呈不均匀中度强化；DWI：淋巴结呈高信号（图 2.1.1-2 M）；ADC 图：淋巴结呈低信号（图 2.1.1-2 N），ADC 值 $0.705 \times 10^{-3}$ mm²/s；融合图像示左侧颈部淋巴结活性较强，为转移性淋巴结（图 2.1.1-2 O 黄色箭头）。

MRI 诊断：鼻咽癌（左侧壁）并左侧颈部淋巴结转移。

**病理**

鼻咽镜活检病理结果示：鼻咽部左侧壁非角化性未分化型癌（图 2.1.1-2 I）。

**分析与讨论**

鼻咽癌是起源于鼻咽黏膜上皮细胞的恶性肿瘤。80% 以上的鼻咽癌发生于中国（广东地区发病率最高）。鼻咽癌以男性居多，男女发病率比约为 2.5:1，发病年龄峰值出现在 50~59 岁。病理类型以非角化性未分化型多见（95%）。

鼻咽癌可直接蔓延侵犯头颈部邻近器官和组织，且易发生淋巴道转移。放射治疗是鼻咽癌首选治疗方法，5 年生存率可达 50% 以上 [1]。根据病史、临床表现及鼻咽镜检查可以对鼻咽癌作出初步诊断，CT 与 MRI 可以对肿瘤累及范围、临床分期、周围淋巴结转移作出准确诊断。

鼻咽癌在 $T_1WI$ 多呈等或略低信号，$T_2WI$ 呈稍高信号，较大肿瘤内部可出现坏死故信号不均匀，增强后肿瘤组织轻中度强化；淋巴转移以咽后外侧间隙及颈部的淋巴结转移为主。DWI 能够检测活体组织中水分子扩散状态，以 ADC 值来量化水分子的扩散运动，一定程度上反映肿瘤的细胞密度、核质比例，因此可对病灶活性进行评估，且对转移淋巴结的评估有其独特优势 [2]。

上述 2 例均表现为鼻咽左侧壁的黏膜局限性增厚，病灶在 $T_1WI$ 呈等信号，$T_2WI$ 呈稍高信号，增强扫描病灶呈轻中度强化，DWI 病灶呈高信号，ADC 图呈低信号，融合图像显示病灶有较强的活性，进一步提示恶性肿瘤；同时还可清晰显示颈部多发的转移性淋巴结。

### 鉴别要点[3]

**鼻咽部淋巴瘤**　在鼻咽部恶性肿瘤中发病率仅次于鼻咽癌，位居第二位，两种肿瘤的临床表现、生物学特性及影像表现有许多相似之处，但在治疗方案上存在较大差异，因此两者的鉴别诊断具有重要的临床意义。鼻咽部淋巴瘤以青壮年多见，表现为累及鼻咽腔的双侧对称性软组织肿块，而鼻咽癌则多为单侧非对称性生长。淋巴瘤侵犯范围广泛，常累及鼻腔及口咽，但颅骨破坏较少见，常合并颈部淋巴结肿大，但受累淋巴结边缘多规则，内部 MRI 信号较均匀，增强扫描多呈轻度均匀强化。

**鼻咽纤维血管瘤**　常见于男性青少年，有多次鼻出血病史，病灶明显强化，强化程度较鼻咽癌病灶明显，而鼻咽癌为轻中度强化。

**腺样体肥大**　常见于青少年，表现为鼻咽顶后壁黏膜对称性增厚，病变信号均匀，咽颅底筋膜完整，周围结构无侵犯。

### 2.1.2　鼻咽癌治疗后疗效观察

患者男，62 岁。体检时发现鼻咽部息肉，进一步行鼻咽部 MRI 及 CT 检查诊断鼻咽部恶性病变，在当地医院活检，病理确诊为鼻咽癌，并建议患者行放化疗，但患者拒绝；为进一步诊治入院。

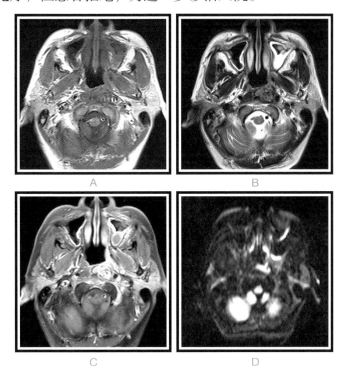

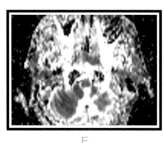
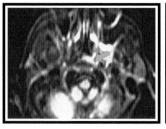
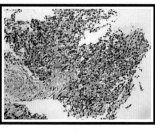

E         F         G

**图 2.1.2-1　鼻咽癌治疗前的 MRI 及病理图**

A—轴位 $T_1WI$；B—轴位 $T_2WI$；C—轴位脂肪抑制 $T_1WI$ 增强；D—轴位
DWI（b=800）；E—ADC 图；F—融合图像；G—病理图（HE×100）

**影像所见（治疗前）**

鼻咽腔轻度狭窄，鼻咽顶、后壁及左侧壁黏膜增厚，并软组织结节影，$T_1WI$ 呈低信号（图 2.1.2-1 A）；$T_2WI$ 呈不均匀高信号（图 2.1.2-1 B）；内伴斑点状低信号影。增强后肿块呈中等度不均匀强化（图 2.1.2-1 C）；DWI：鼻咽左侧壁病灶呈高信号（图 2.1.2-1 D）；ADC 图：鼻咽左侧壁病灶呈低信号（图 2.1.2-1 E），ADC 值 $0.847×10^{-3}$ $mm^2/s$；融合图像清晰地显示病灶活性较强，提示恶性肿瘤（图 2.1.2-1 F 绿色箭头）。

MRI 诊断：鼻咽癌（左侧壁、后壁），并侵犯左侧头长肌。

**治疗与病理**

入院后行左侧鼻咽部肿瘤穿刺活检＋氩氦刀冷冻消融术。

病理：鼻咽组织结构破坏，结缔组织和肌肉中见癌浸润，癌细胞体积大，胞质丰富，界限不清；核大、卵圆形或多角形，核膜、核仁清晰，核分裂多见，癌细胞呈巢状或团块状分布（图 2.1.2-1 G）。免疫组化结果：CK（＋），EMA（＋），S-100（－），Syn（－），CgA（－）。病理诊断：（鼻咽部）非角化性未分化型癌。

治疗 10 个月后复查 MRI，结果参见图 2.1.2-2。

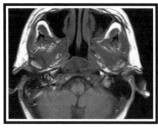
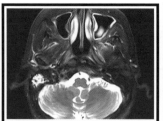
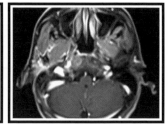

A         B         C

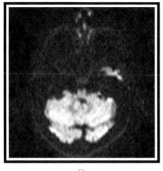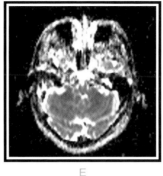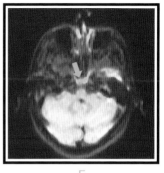

**图 2.1.2-2　鼻咽癌治疗后的 MRI 图像**

A—轴位 $T_1WI$；B—轴位脂肪抑制 $T_2WI$；C—轴位脂肪抑制 $T_1WI$ 增强；D—
轴位 DWI（b=800）；E—ADC 图；F—融合图像

**影像所见（治疗后）**

鼻咽腔基本对称，鼻咽顶、后壁及左侧壁黏膜增厚程度较前明显减轻，原结节病灶已基本消失，$T_1WI$ 呈低信号（图 2.1.2-2 A）；抑脂 $T_2WI$ 亦呈偏低信号（图 2.1.2-2 B）；增强扫描边缘轻度强化（图 2.1.2-2 C）。DWI：鼻咽部未见明显异常局灶性高信号（图 2.1.2-2 D），ADC 图：鼻咽部未见明显局灶性信号降低（图 2.1.2-2 E），局部增厚黏膜组织 ADC 值 $1.590 \times 10^{-3}$ mm²/s；融合图像提示原病灶区未见明显病灶残留（图 2.1.2-2 F 绿色箭头）。

MRI 诊断：鼻咽癌综合治疗后，病灶活性基本被抑制。

**分析与讨论**

该例鼻咽癌患者治疗前，鼻咽顶、后壁及左侧壁见软组织结节病灶，$T_1WI$ 呈低信号，$T_2WI$ 呈不均匀稍高信号，增强扫描肿瘤呈中度不均匀强化，DWI 示鼻咽左侧壁病灶呈高信号，ADC 图示相应病灶呈低信号，ADC 值降低。融合图像清晰显示病灶活性较高。经治疗后，肿块明显缩小，DWI 及 ADC 图未见弥散受限区域，ADC 值明显增高，融合图像示病灶活性基本被抑制。

对鼻咽癌治疗效果的评估，临床鼻内镜、常规 CT 及 MRI 等评价方式主要依赖的是对肿瘤体积的观察，而 DWI 成像技术对水分子运动状态的改变高度敏感，它可检测活体组织中水分子的布朗运动的状态，并进行定量测定（ADC 值）。ADC 值与细胞密度成反比，与细胞外间隙成正比，因此，DWI 可借助 ADC 值间接地反映肿瘤微血管的循环情况、细胞膜的通透性以及细胞的密度。

ADC 值对放化疗中的细胞变化非常敏感，可在早期检测到局部肿瘤组织的微观变化。肿瘤细胞的大量增殖使细胞密度增高，减小了细胞外容积并限制了水分子的扩散，从而导致 DWI 信号增高及 ADC 值降低。放化疗使肿瘤血供减少，继而导致细胞坏死增多。组织坏死、凋亡及治疗相关细胞毒性所致的细胞炎性改变均可以使细胞密度降低，水分子扩散受限程度减轻，ADC 值增高，这是治疗有效的表现[4]。经过有效治疗的鼻咽癌体积缩小，在低信号的组织背景下，DWI 可提供鲜明对比度图像，提示病灶是否具有活性，与常规 T₂WI 图像相结合的融合图像，可解决因 DWI 空间分辨率较低所致的解剖定位问题，较准确地判断是否有肿瘤残存或复发、周围侵犯情况，以及放疗后坏死及炎症反应，故可用于评价鼻咽癌治疗的疗效，为判断预后及进一步治疗提供依据。

## ▌2.2 上颌窦癌

患者女，43 岁。2014 年 9 月起无明显诱因出现左侧鼻腔滴血，伴鼻塞，无发热，无头晕头痛，无胸闷心悸及呼吸困难，当地医院按鼻窦炎治疗，效果欠佳，症状反复出现，每次皆于当地医院接受对症治疗。2015 年 2 月下旬，患者自觉左侧上颌窦胀痛，并可触及一质硬肿物，于当地医院行上颌窦肿物穿刺活检，病理提示：左侧上颌窦癌，为进一步诊治入院。

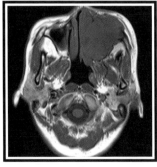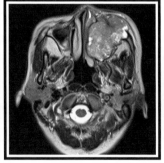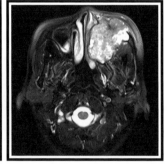

A      B      C

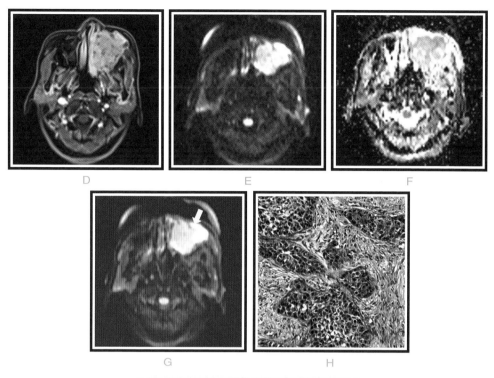

**图 2.2　左侧上颌窦癌的 MRI 及病理图**

A—轴位 $T_1WI$；B—轴位 $T_2WI$；C—轴位脂肪抑制 $T_2WI$；D—轴位脂肪抑制 $T_1WI$
增强；E—轴位 DWI（b=800）；F—ADC 图；G—融合图像；H—病理图（HE×200）

*影像所见*

左侧上颌窦增大，窦腔内软组织肿块填充，$T_1WI$ 呈等信号（图 2.2 A）；
$T_2WI$ 及抑脂 $T_2WI$ 呈稍高信号（图 2.2 B、C），内见斑片状更高信号；增
强后病灶不均匀强化（图 2.2 D）；左侧上颌窦前壁、内侧壁及后外侧壁
骨质破坏，肿瘤侵犯左侧鼻腔、面部皮下及翼腭窝；DWI：左侧上颌窦
肿块呈高信号（图 2.2 E），其间夹杂斑片状稍低信号影；ADC 图：肿块
DWI 高信号区呈低信号（图 2.2 F），ADC 值 $1.050×10^{-3}$ $mm^2/s$，DWI 斑片
状稍低信号区呈稍高信号（图 2.2 F），ADC 值 $1.250×10^{-3}$ $mm^2/s$；融合图
像示病灶活性较强，提示恶性肿瘤（图 2.2 G 黄色箭头）。

MRI诊断：左侧上颌窦恶性肿瘤，并上颌窦壁骨质破坏，左侧鼻腔受侵犯。

*病理*

穿刺活检病理：镜下见癌细胞广泛浸润，癌细胞体积大，胞质丰富，
红染；核大，深染；核膜、核仁清晰，核分裂多见，癌细胞呈大片巢状排

列，隐约见单细胞角化（图 2.2 H）。免疫组化：CK5/6（+）、CK（+），EMA（+），CK7（−），P63（部分 +），Ki-67（>10%+）。病理诊断：（左上颌窦）中分化鳞状细胞癌。

### 分析与讨论

鼻腔、鼻窦恶性肿瘤较少见（约占头颈部肿瘤的 3%），其中 50%~65% 源自上颌窦。鼻腔、鼻窦恶性肿瘤分为上皮性、非上皮性恶性肿瘤及转移瘤，鳞状细胞癌约占鼻腔、鼻窦所有恶性肿瘤的 80%。

鼻窦恶性肿瘤早期临床症状隐匿，症状类似鼻窦炎，确诊时间较长，预后较差。当临床出现症状时，病变常已蔓延至深部组织。因此，鼻窦的恶性肿瘤早期诊断至关重要。

鼻窦癌 CT 常表现为鼻腔、鼻窦不规则软组织肿块，密度不均匀，可伴有出血、囊变，少数可有钙化，边界不清，邻近结构广泛受累，窦壁骨质呈不规则破坏。MRI 在 $T_1WI$ 及 $T_2WI$ 上病灶多为中等信号，多数不均匀，增强后明显强化，CT、MRI 能清晰显示病变的范围及邻近结构被侵犯的状况，为临床分期提供客观依据。

与 CT 相比，MRI 更易区分炎症及肿瘤性病变，能更准确描述窦腔外肿瘤侵犯的范围，对恶性肿瘤的诊治有重要价值。炎症病变在 MRI $T_1WI$ 上呈低信号，$T_2WI$ 上多呈明亮高信号，增强扫描窦壁黏膜强化。

早期较小的鼻窦肿瘤因尚未出现邻近结构的侵袭性改变，较难区分良、恶性。DWI 可检测活体组织中水分子布朗运动的状态，恶性肿瘤的水分子弥散明显受限，DWI 呈高信号，相应 ADC 图呈低信号，ADC 值降低。融合图像能更清晰地显示病灶，且提示病灶有较强的活性。因此，DWI 结合 ADC 图、融合图像对于鼻窦良、恶性病变的鉴别，具有一定价值。

### 鉴别要点

**内翻性乳头瘤** 多起源于中鼻甲附近的鼻腔外侧壁，易向筛窦和上颌窦生长，一般不侵犯鼻翼及邻近皮肤。

**侵袭性真菌感染** 易延伸到眼眶、颅内，常造成鼻窦骨质破坏，但周围多伴有骨质增生硬化，晚期骨质破坏处常伴有明显骨质硬化，窦腔内高密度影少见，CT 及 MRI 增强扫描可见颅内肉芽肿性改变，易沿三叉神经向周围生长蔓延。

**黏液囊肿** 边界较清晰，增强扫描无强化。

## 2.3　鼻窦淋巴上皮癌术后复发 ▶

患者男，46 岁。2014 年 8 月无明显诱因出现左眼突出，无疼痛，无视力减退，3 个月后在当地医院行 CT 检查示筛窦肿物，侵犯左额窦和上颌窦。同年 12 月行肿物活检提示：淋巴上皮癌；后行鼻窦部分肿物切除术，术后病理示：上颌窦淋巴上皮癌；为进一步诊治入院。

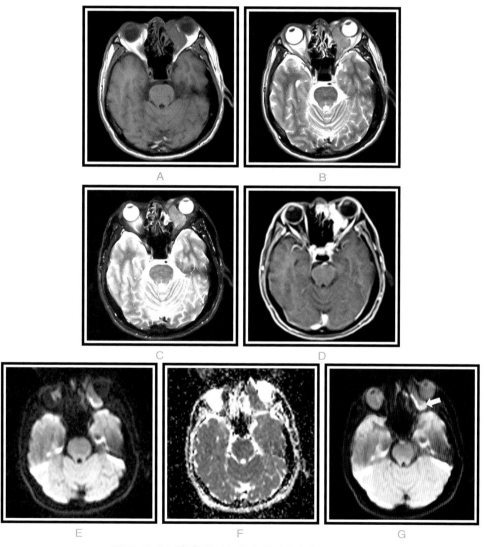

**图 2.3　左侧鼻窦淋巴上皮癌术后复发的 MRI 图像**

A—轴位 $T_1WI$；B—轴位 $T_2WI$；C—轴位脂肪抑制 $T_2WI$；D—轴位脂肪抑制 $T_1WI$ 增强扫描；E—轴位 DWI（b=800）；F—ADC 图；G—融合图像

影像所见

左侧眼眶内侧及筛窦见不规则肿块影，$T_1WI$ 呈低信号（图 2.3 A），$T_2WI$ 呈稍高信号（图 2.3 B）。脂肪抑制 $T_2WI$ 呈稍高信号（图 2.3 C），增强扫描肿块明显均匀强化，眼眶内侧壁骨质破坏（图 2.3 D）；DWI：肿瘤呈稍高信号（图 2.3 E），ADC 图：相应肿瘤呈低信号（图 2.3 F），ADC 值 $0.669 \times 10^{-3}$ $mm^2/s$；融合图像提示病灶活性较高（图 2.3 G 黄色箭头）。

MRI 诊断：左侧鼻窦淋巴上皮癌术后复发，肿瘤有较强活性。

分析与讨论

淋巴上皮癌是一种少见的未分化癌，组织学上通常由浸润性生长的癌细胞和淋巴组织间质构成。淋巴上皮癌多见于鼻咽部，此外还可见于肺、涎腺、胸腺、乳腺、子宫等部位，而原发于鼻窦的淋巴上皮癌较少见。鼻咽部外的恶性淋巴上皮病变 54.5% 以颈部淋巴结肿大为首发症状 [5,6]。但本例表现为左侧眼眶及鼻旁窦病变，未见颈部淋巴结转移。

鼻窦的原发淋巴上皮癌较少见，影像学表现无特征性，确诊依赖病理。CT 常表现为单发肿块，肿块密度常均匀，无钙化，偶见小囊变，强化较明显，伴有同侧淋巴结转移。肿块在 MRI $T_1WI$ 呈低信号，$T_2WI$ 呈稍高信号，形态欠规则，增强扫描明显均匀或不均匀强化。发生于鼻窦或眶内的淋巴上皮癌与鼻窦及眶内来源的良性肿瘤或炎性病变（息肉、炎性假瘤等）在影像学上难以区分，易误诊。

DWI 技术作为一种无辐射、相对廉价的方法，可作为鼻窦淋巴上皮癌治疗后疗效追踪观察的检查手段。

本例为鼻窦肿块部分切除术后，常规 MRI 平扫示左侧眼眶及筛窦内不规则肿块影，$T_1WI$ 呈低信号，$T_2WI$ 呈稍高信号，脂肪抑制 $T_2WI$ 呈稍高信号，增强后明显均匀强化。DWI 示肿瘤呈稍高信号，ADC 图呈低信号，ADC 值明显降低，融合图像显示肿块活性较强，并清晰显示肿块范围，结合病史，诊断为左侧鼻窦淋巴上皮癌术后复发。

上颌窦的淋巴上皮癌需要与上颌窦鳞状细胞癌、鼻咽癌侵犯上颌窦相鉴别。鼻咽癌病灶原发于鼻咽腔，向鼻窦生长，并常伴颈部淋巴结转移。鼻窦的淋巴上皮癌无特征性影像学表现，与鳞状细胞癌较难鉴别，需要病理确诊。

## 2.4 口底癌

### 2.4.1 口底癌

患者男，76 岁。2015 年 6 月无意中发现右侧口底无痛性肿物，质中，移动度尚可，无明显压痛，无构音障碍，无吞咽障碍。自行中药治疗（具体不详）后肿物无明显缓解，为进一步诊治入院。

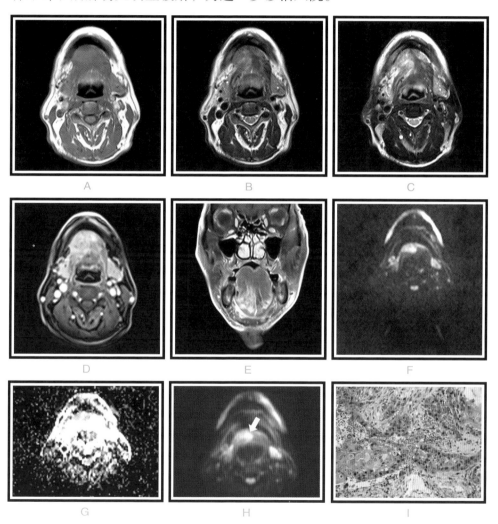

**图 2.4.1-1　右侧口底癌的 MRI 及病理图**

A—轴位 $T_1WI$；B—轴位 $T_2WI$；C—轴位脂肪抑制 $T_2WI$；D—轴位脂肪抑制 $T_1WI$ 增强；E—冠状面脂肪抑制 $T_1WI$ 增强；F—轴位 DWI（b=800）；G—轴位 ADC 图；H—融合图像；I—病理图（HE×200）

**影像所见（治疗前）**

右侧口底可见一类圆形异常信号影（4 cm×3 cm×4.6 cm），边缘不规则，边界欠清，病灶向左侧生长，超过中线，局部向前下突出生长。$T_1WI$ 呈等信号（图 2.4.1-1 A）；$T_2WI$ 及抑脂 $T_2WI$ 呈稍高信号（图 2.4.1-1 B、C）；增强后肿块不均匀强化（图 2.4.1-1 D、E）；DWI：右侧口底病灶呈高信号（图 2.4.1-1 F）；ADC 图：相应病灶呈低信号（图 2.4.1-1 G），ADC 值 0.967×10⁻³ mm²/s；融合图像示病灶活性较强，提示恶性肿瘤（图 2.4.1-1 H 黄色箭头）。

MRI 诊断：右侧口底结节病灶，考虑为恶性肿瘤。

**病理与治疗**

右侧口底肿物穿刺活检病理示：癌细胞体积大，胞质丰富，红染，呈多角形，细胞界限清晰；核大，核膜、核仁清晰，有核分裂；癌细胞呈大片巢状分布，有大量角化珠形成（图 2.4.1-1 I）。病理诊断：（右侧口底肿物）高至中分化鳞状细胞癌。

入院后于 2015 年 8 月至 2016 年 1 月行多次介入化疗，治疗后患者无明显特殊不适。

2016 年 2 月复查 MRI，结果参见图 2.4.1-2。

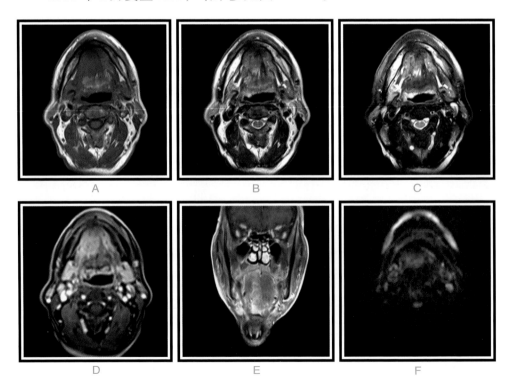

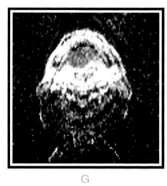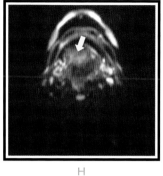

G　　　　　　　　　　H

**图 2.4.1-2　右侧口底癌治疗后 MRI 图像**

A—轴位 $T_1$WI；B—轴位 $T_2$WI；C—轴位脂肪抑制 $T_2$WI；D—轴位脂肪抑制
$T_1$WI 增强；E—冠状面脂肪抑制 $T_1$WI 增强；F—轴位 DWI（b=800）；G—轴位
ADC 图；H—融合图像

**影像所见（治疗后）**

右侧口底仍可见一类圆形异常信号影，边缘不规则，界线欠清，最大范围 4.5 cm×3.3 cm×4.6 cm，$T_1$WI 呈等信号（图 2.4.1-2 A）；$T_2$WI 及抑脂 $T_2$WI 呈稍高信号（图 2.4.1-2 B、C）；增强后肿块呈不均匀强化（图 2.4.1-2 D、E）；DWI：右侧口底部病灶呈不均匀稍高信号（图 2.4.1-2 F）；ADC 图：病灶呈稍低信号（图 2.4.1-2 G），ADC 值 $1.353×10^{-3}$ mm$^2$/s；融合图像提示肿瘤活性较前减弱（图 2.4.1-2 H 黄色箭头）。

MRI 诊断：右侧口底癌治疗后改变，右侧口底病变较前略增大，病灶活性较前减弱。

**分析与讨论**

口底癌以黏膜源性多见，其中鳞状上皮癌最多见，其次是淋巴瘤、恶性混合瘤、表皮样癌等，后两者较少见。该病程发展较快，发病年龄为 30~70 岁，平均年龄 55 岁，男性多于女性[7,8]。

临床咽喉镜可清晰显示口咽部肿瘤的形态、大小及黏膜表面状况，并可取活检。但对于肿瘤的内在性质、血供、深部侵犯的范围，以及与周围结构的关系，则依赖于影像学检查，CT、MRI 是较好的影像学检查手段。

口底癌 $T_1$WI 呈低信号，$T_2$WI 呈不均匀高信号，肿块大时，常合并囊变坏死，增强扫描呈不均匀强化。MRI 冠状面、矢状面成像有助于明确病变侵犯的范围，但常规 MRI 序列对于肿瘤疗效的评价有一定的局限性。

DWI 从分子水平反映人体各组织成分水分子的功能变化，能检测出与组织的含水量改变有关的病理生理学的早期改变。DWI 通过显示肿瘤组织内分子弥散运动的改变，可区分存活及坏死的肿瘤组织，有助于早期检测治疗的疗效及优化治疗方案[3,7]。有效的抗肿瘤治疗会致肿瘤细胞坏死，数目减少，细胞间隙加大，细胞膜破裂，细胞内细胞器碎裂、溶解等，进而使水分子弥散能力增加，ADC 值升高；而肿瘤残存或复发时肿瘤细胞增多、细胞间隙变小等，限制了水分子的运动，ADC 值降低，DWI 表现为高信号。

该患者治疗前 DWI 示右侧口底部肿块呈高信号，ADC 图呈低信号，ADC 值 $0.967 \times 10^{-3}$ mm²/s，而融合图像示病灶有较强活性。治疗后 DWI 示右侧口底部肿块呈不均匀稍高信号，ADC 图呈稍低信号，ADC 值 $1.353 \times 10^{-3}$ mm²/s，融合图像提示病灶经过治疗后活性较前减弱。本病例显示，ADC 值的测量可提示治疗后肿瘤组织的活性改变，对治疗疗效的监测和评价具有一定价值。

### 2.4.2 口底癌治疗后复发

病例 1

患者女，76 岁。2013 年 8 月因左侧口底肿块在当地医院行左侧口底肿瘤切除 + 植皮术。病理结果示中分化鳞状细胞癌。术后行放射治疗，无明显特殊不适。1 年后患者左侧口底疼痛，伴软组织肿块。在当地医院行 PET/CT 检查提示：左侧口底高代谢肿块，左下颌骨受侵犯；左下颌下区及颌下区可见肿大淋巴结。

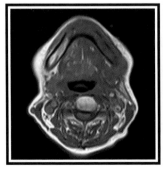 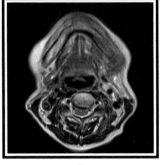 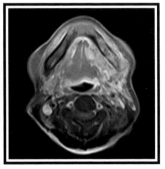

A          B          C

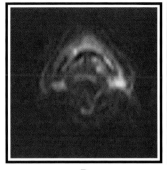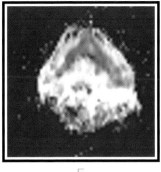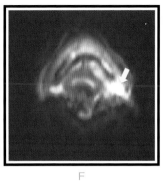

**图 2.4.2-1 左侧口底癌治疗后复发的 MRI 图像**

A—轴位 $T_1WI$；B—轴位 $T_2WI$；C—轴位脂肪抑制 $T_1WI$ 增强；D—轴位 DWI（b=800）；E—轴位 ADC 图；F—融合图像

*影像所见*

左侧口底、下颌骨及周围可见软组织影，$T_1WI$ 呈低信号（图 2.4.2-1 A）；$T_2WI$ 呈高信号（图 2.4.2-1 B），与周围组织分界不清；增强扫描呈大片状明显强化（图 2.4.2-1 C）；DWI：左侧口腔黏膜病灶、下颌骨及周围软组织大部分呈高信号，中心夹杂斑片状低信号（图 2.4.2-1 D）；ADC 图：肿块相应 DWI 高信号区呈低信号（图 2.4.2-1 E），ADC 值 $0.753 \times 10^{-3} \, mm^2/s$；融合图像提示肿块活性较强（图 2.4.2-1 F 黄色箭头）。

MRI 诊断：左侧口底癌综合治疗后复发。

*治疗*

入院后在全麻下行口腔复发肿瘤氩氦冷冻术及 $^{125}I$ 粒子植入术。

*病例 2*

患者男，72 岁。2013 年 7 月因口底疼痛、出血在当地医院就诊，MRI 检查示口底部软组织增厚；行肿物穿刺活检病理结果为高分化鳞状细胞癌；给予 TPF（多西他赛 + 奈达铂 +5-Fu）方案化疗 2 个周期。1 个月后复查 MRI 示：左侧颌下区病灶及左颈 II 区淋巴结较前增大、囊变，中央坏死；后于 2013 年 8 月至 10 月进行根治性放疗。

2013 年 11 月、2014 年 3 月两次复查 MRI 均未见明确肿瘤复发。2014 年 7 月患者再发口底疼痛、出血，为进一步诊治入院。

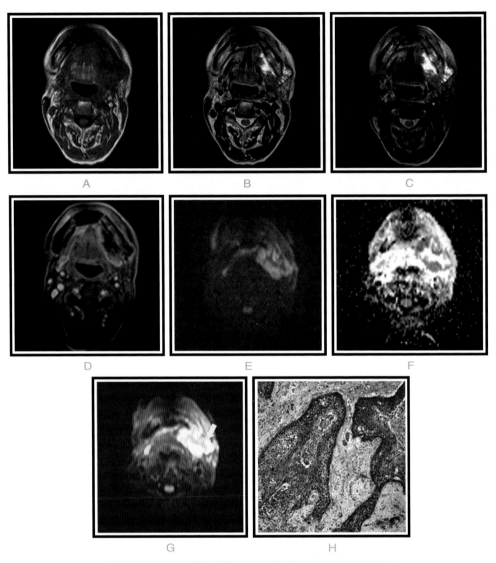

**图 2.4.2-2 左侧口底癌治疗后复发的 MRI 及病理图**

A—轴位 $T_1WI$；B—轴位 $T_2WI$；C—轴位脂肪抑制 $T_2WI$；D—轴位脂肪抑制 $T_1WI$ 增强；E—轴位 DWI（b=800）；F—轴位 ADC 图；G—融合图像；H—病理图（HE×100）

**影像所见**

左侧颌下区下颌骨周围见不规则肿块，边界欠清晰，$T_1WI$ 呈低信号（图 2.4.2-2 A）；$T_2WI$ 及抑脂 $T_2WI$ 呈不均匀高信号（图 2.4.2-2 B、C）；增强后不均匀强化（图 2.4.2-2 D）；DWI：左侧下颌区病灶边缘大部分呈高信号，中心呈低信号（图 2.4.2-2 E）；ADC 图：病灶边缘呈低信号（图

2.4.2-2 F），ADC 值 $0.972 \times 10^{-3}$ $mm^2/s$，病灶中心呈高信号（图 2.4.2-2 F），ADC 值 $2.152 \times 10^{-3}$ $mm^2/s$；融合图像示病灶中心液化坏死，边缘部分活性较高，提示肿瘤复发（图 2.4.2-2 G 黄色箭头）。

MRI 诊断：口底癌综合治疗后复发，病灶周边部分肿瘤活性较高，中央部分坏死。

治疗与病理

入院后给予口底肿块切除术 + 氩氦刀冷冻消融术治疗。病理：（左侧口底）符合中 - 高分化鳞状细胞癌（图 2.4.2-2 H）。

分析与讨论

口腔位置表浅，易行活检，对其疾病的诊断并不困难。然而，对部分发生于深部组织的病变而言，早期发现和诊断仍有困难，而影像学检查必不可少。MRI 检查能较好显示口腔病变，已被临床医师认可；然而对于良、恶性病变及恶性肿瘤病变治疗后的炎性反应与肿瘤复发的鉴别则较困难。口底癌影像检查的主要目的是确定肿瘤的范围，与周围结构的关系、有无颈部淋巴结转移。DWI 及融合图像有助于显示病灶的侵犯范围，鉴别口底病变的良、恶性，从而为治疗方案及手术计划的制定提供重要参考[9]。

DWI 是目前唯一能无创地反映活体组织水分子扩散的影像成像技术，可作为口腔病变常规 MRI 检查的补充序列。近来的研究结果表明[5]，ADC 值对头颈部良性和恶性病变的鉴别有一定的临床应用价值，如头颈部淋巴瘤的 ADC 值明显低于上皮性癌，后者又明显低于良性肿瘤和良性囊性病变；恶性肿瘤 ADC 值远低于良性病变，可有助于头颈部良、恶性病变的鉴别诊断。

病例 1 口底病变的 ADC 值为 $0.753 \times 10^{-3}$ $mm^2/s$，明显降低，提示病变恶性，而融合图像进一步提示病变活性较强，并清晰显示了病灶范围。病例 2 左侧下颌区病灶经综合治疗后，DWI 图显示外周部分呈高信号，中心呈低信号；ADC 图显示中心呈高信号，周围呈低信号，周围低信号区 ADC 值降低，融合图像更清晰显示病灶周围较高活性区与中央坏死区。

Chawla 等[10] 研究表明，治疗前后 ADC 值的变化可用于肿瘤治疗预后的预测，治疗不敏感者 ADC 值升高不明显或无变化，而治疗敏感者的 ADC 值明显升高。表明 DWI 检查可应用于肿瘤治疗效果的评估，并可早期发现肿瘤复发，为临床诊断和治疗提供有价值的信息。

## ▎2.5 舌癌

患者女,43岁。2014年12月因左侧舌部溃疡伴左侧耳根处疼痛就诊,行舌部溃疡处病变活检提示高分化鳞状细胞癌,未行手术或抗肿瘤治疗。为进一步诊治入院,行 MRI 检查参见图 2.5。

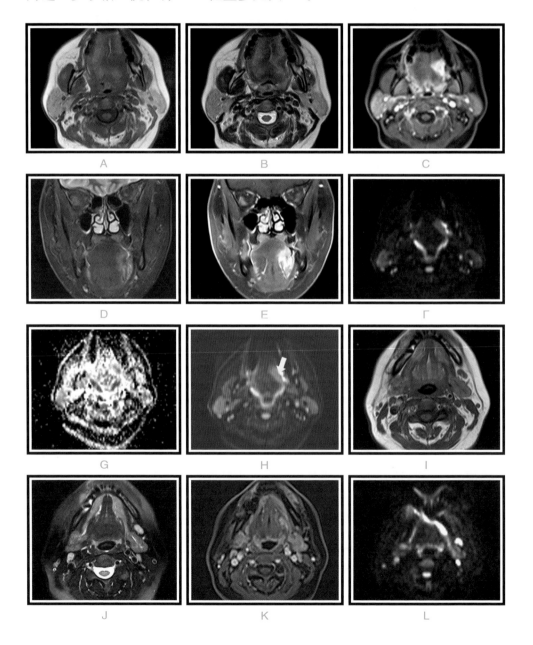

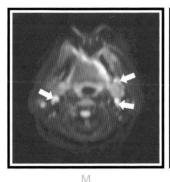
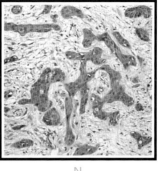

M　　　　　　　　　　　N

**图 2.5　左侧舌癌 MRI 及病理图**

A—轴位 $T_1WI$；B—轴位 $T_2WI$；C—轴位脂肪抑制 $T_1WI$ 增强；D—冠状面脂肪抑制 $T_2WI$；E—冠状面脂肪抑制 $T_1WI$ 增强；F—轴位 DWI（b=800）；G—轴位 ADC 图；H—融合图像；I—淋巴结层面 $T_1WI$；J—淋巴结层面脂肪抑制 $T_2WI$；K—淋巴结层面脂肪抑制 $T_1WI$ 增强；L—淋巴结层面 DWI（b=800）；M—淋巴结层面融合图像；N—病理图（HE×200）

**影像所见**

舌体左缘见一结节状混杂软组织信号影，边界模糊，界限不清（2.5 cm×1.9 cm）；病灶 $T_1WI$ 呈等信号（图 2.5 A）；$T_2WI$ 及抑脂 $T_2WI$ 呈稍高信号（图 2.5 B、D），增强后可见明显强化（图 2.5 C、E）；DWI：舌体左侧部病灶边缘呈稍高信号，中心呈高信号（图 2.5 F）；ADC 图：相应病灶中心呈低信号（图 2.5 G），ADC 值 $0.875 \times 10^{-3}$ mm²/s；相应病灶边缘呈稍低信号（图 2.5 G），ADC 值 $1.015 \times 10^{-3}$ mm²/s；融合图像提示病变活性较强（图 2.5 H 黄色箭头）。

左侧颌下区及双侧颈动脉鞘区可见肿大的淋巴结（图 2.5 I~K），DWI 呈高信号（图 2.5 L），融合图像示淋巴结活性较高（图 2.5 M 黄色箭头），提示为转移性淋巴结。

MRI 诊断：舌体左侧缘占位性病变，符合舌癌表现，并左侧颌下及双侧颈部淋巴结转移。

**治疗与病理**

入院后给予介入化疗（多西他赛 60 mg+ 顺铂 80 mg）两个周期；然后行左侧舌癌广泛切除术 + 光动力治疗，术后恢复良好。

术后病理示：镜下见肿瘤细胞体积中等，胞质丰富，红染；核大，深染，核仁明显，可见核分裂；癌细胞呈条索状、小团块状，浸润肌肉组织，无明显角化珠形成（图 2.5 N）。病理诊断：（舌体部）低分化鳞状细胞癌，已向下浸润至肌肉组织。

**分析与讨论**

舌癌分为舌体癌（舌前 2/3）和舌根癌（舌后 1/3），舌体癌属于口腔癌，舌根癌属于口咽癌范畴[11]。舌体癌在口腔癌中最常见，以舌中 1/3 侧缘为最好发部位，临床上较易发现，但很难准确判定其侵犯范围及淋巴结转移情况，而肿瘤是否侵犯周围结构及侵犯的深度影响到治疗方案的制定。

CT、MRI 检查对舌癌的部位、侵犯范围及其淋巴结转移能提供一定的信息，为临床治疗方案的确定提供一定的帮助[12]。CT 平扫对舌癌的诊断价值有限，这是因为癌灶的密度与肌肉、淋巴结密度相仿，较小的病灶不能显示；增强 CT 扫描可以改善病灶范围的显示。舌癌病灶在 MRI $T_1WI$ 上呈稍低信号，$T_2WI$ 上呈稍高信号，周围软组织可见轻、中度水肿，增强扫描病灶呈轻到中度强化，可较为明确地显示肿瘤的浸润深度和范围，并可根据信号特点分辨肿瘤组织出血、坏死或纤维化。

本例 DWI 上肿瘤呈高信号，但由于口底部 DWI 有一定的变形，空间分辨力较低，对病变局部侵犯情况的显示并不理想，需要结合常规 MRI 平扫及增强序列。对于颈部淋巴结转移的显示，DWI 及融合图像在背景抑制充分的情况下，可较敏感地显示小淋巴结。Chawla 等[10]研究表明，正常淋巴结、炎性淋巴结和转移性淋巴结 ADC 值间存在差异，因此 DWI 有可能成为鉴别良、恶性淋巴结的重要手段。尽管 DWI 在检出病变方面具有较高的敏感性，但特异性相对较低，仍需与传统 MRI 序列配合使用才能降低诊断的假阳性率。

## ◀ 2.6 扁桃体淋巴瘤

患者男，65 岁。2015 年 11 月起无明显诱因出现咽喉部疼痛，吞咽时明显加重，伴有咳嗽，无声嘶，无吞咽困难等不适，按咽喉炎予消炎处理后未见明显好转。2015 年 12 月在当地医院就诊，发现左侧扁桃体菜花样肿块，质脆，表面散在溃烂，触之无出血，行肿块活检示左扁桃体倾向于恶性肿瘤。为进一步诊治入院。

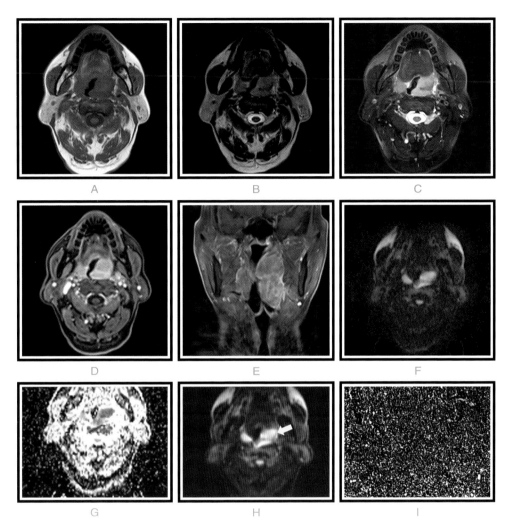

**图 2.6 左侧扁桃体淋巴瘤 MRI 及病理图**

A—轴位 $T_1WI$；B—轴位 $T_2WI$；C—轴位脂肪抑制 $T_2WI$；D—轴位脂肪抑制 $T_1WI$ 增强；E—冠状面脂肪抑制 $T_1WI$ 增强；F—轴位 DWI（b=800）；G—轴位 ADC 图；H—融合图像；I—病理图（HE×200）

**影像所见**

左侧扁桃体体积增大，见不规则软组织肿块影，$T_1WI$ 呈等、低信号（图 2.6 A）；$T_2WI$ 及抑脂 $T_2WI$ 呈高信号（图 2.6 B、C）；增强扫描呈均匀强化（图 2.6 D、E）；DWI：左侧扁桃体肿块呈高信号（图 2.6 F）；ADC 图：相应肿块呈低信号（图 2.6 G），ADC 值 $0.679 \times 10^{-3}$ $mm^2/s$；融合图像示肿块活性较强（图 2.6 H 黄色箭头），提示恶性肿瘤。

**MRI 诊断**：左侧扁桃体恶性肿瘤，邻近左侧舌根部、鼻咽左侧壁受侵。

### 病理

入院后行左侧扁桃体肿块活检，病理示：镜下见扁桃体淋巴组织结构不清，肿瘤细胞体积小，大小较一致，胞质少；核呈圆形或椭圆形，染色质粗，核仁不明显。肿瘤细胞弥散分布，不成巢（图 2.6 I）。免疫组化：LCA（+），CD20（+）、CD79a（+）、CD3（−）、CD45RO（−）、BCL2（+），Ki-67（＞90%+）。病理诊断：（左侧扁桃体）恶性淋巴瘤，弥漫大 B 细胞型。

### 分析与讨论

腭扁桃体位于口咽两侧腭舌弓与腭咽弓围成的三角形扁桃体窝内，扁桃体由淋巴组织构成，内含许多结缔组织网淋巴滤泡组织，为咽淋巴环中最大者。发生于咽淋巴环的淋巴瘤属结外淋巴瘤，绝大多数为 NHL，且大多为 B 细胞来源，咽淋巴环的淋巴瘤以扁桃体的发生率最高，占 61.8%~92.0%[13]。

扁桃体 NHL 男女发病率为 1.5~2.8:1，与发生在淋巴结的 NHL 相似，其中以 30~49 岁最多见，中位年龄 44 岁。临床上扁桃体 NHL 患者常以无痛性扁桃体肿大或颈部淋巴结肿大而就诊，部分有异物感，肿块大者可伴有呼吸及吞咽困难，多数为单侧肿大，少数为双侧肿大。临床表现与扁桃体鳞癌不易区分[13]。

扁桃体 NHL 信号均匀，钙化、囊变或坏死少见，MRI 多数病灶在 $T_1WI$ 呈等或略低均匀信号，在 $T_2WI$ 上呈等或稍高信号，边界清晰。扁桃体 NHL 乏血供，增强后呈轻度至中度强化。

该病例左侧扁桃体肿块 DWI 呈高信号，ADC 图呈低信号，ADC 值明显降低，融合图像提示肿块活性较强，提示肿块恶性程度较高。

### 鉴别要点

**扁桃体鳞癌**　扁桃体鳞癌是除扁桃体 NHL 外最常见的原发性肿瘤，常单侧发病，轮廓多不规整，信号不均，呈不均匀强化，多见坏死、囊变，常侵犯咽旁间隙和舌根部肌肉，转移时的淋巴结信号多不均匀，边界不清。

**扁桃体脓肿**　扁桃体脓肿一般有典型临床症状与体征，增强扫描呈环形强化，由于周围渗出较多，边缘较模糊。

## 2.7　下咽癌（梨状窝癌）

　　患者男，43 岁。2015 年 2 月无意中发现左侧颈部无痛性肿物，B 超检查提示：左侧颈部淋巴结肿大；喉镜提示：左侧梨状窝肿物。为进一步诊治入院，行 MRI 检查参见图 2.7-1。

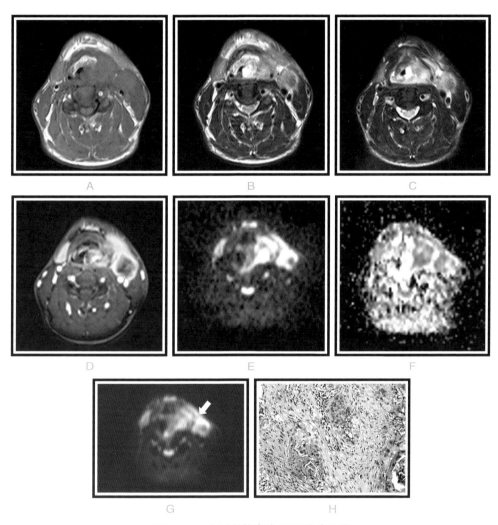

**图 2.7-1　左侧梨状窝癌 MRI 及病理图**

　　A—轴位 $T_1WI$；B—轴位 $T_2WI$；C—轴位脂肪抑制 $T_2WI$；D—轴位脂肪抑制 $T_1WI$ 增强；E—轴位 DWI（b=800）；F—轴位 ADC 图；G—融合图像；H—病理图（HE × 200）

**影像所见（治疗前）**

左侧梨状窝见一不规则软组织肿块（2.9 cm×2.5 cm），与周围组织结构分界不清，病灶 $T_1WI$ 呈等信号（图 2.7-1 A）；$T_2WI$ 及抑脂 $T_2WI$ 呈不均匀稍高信号（图 2.7-1 B、C）；增强扫描呈不均匀明显强化（图 2.7-1 D）；DWI：左侧梨状窝肿块呈高信号（图 2.7-1 E）；ADC 图：相应肿块呈低信号（图 2.7-1 F），ADC 值 $0.814×10^{-3}$ $mm^2/s$；融合图像示肿块活性较强（图 2.7-1 G 黄色箭头），提示恶性肿瘤。

左侧颈部颈动脉鞘间隙可见明显肿大淋巴结，$T_1WI$ 呈等信号（图 2.7-1 A），$T_2WI$ 呈不均匀高信号（图 2.7-1 B、C），增强扫描呈不规则环形强化（图 2.7-1 D），DWI：肿大淋巴结中心呈低信号，边缘呈高信号（图 2.7-1 E）；ADC 图：肿大淋巴结中心呈稍高信号（图 2.7-1 F），ADC 值 $1.352×10^{-3}$ $mm^2/s$，肿大淋巴结边缘呈低信号（图 2.7-1 F），ADC 值 $0.852×10^{-3}$ $mm^2/s$；融合图像提示肿大淋巴结中心液化坏死，边缘活性较强，考虑转移性淋巴结。

MRI 诊断：左侧梨状窝癌，并左侧颈部淋巴结转移。

**治疗与病理**

入院后行左侧梨状窝肿物穿刺活检术，病理示：左侧梨状窝鳞癌（图 2.7-1 H）。2015 年 3 月行左颈部淋巴结清扫术。2015 年 4 月行介入化疗（多西他赛 80 mg、顺铂 80 mg）治疗。

2015 年 5 月复查 MRI，结果参见图 2.7-2。

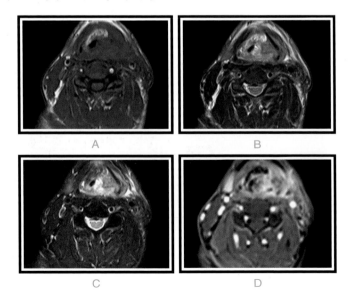

A

B

C

D

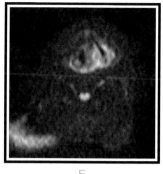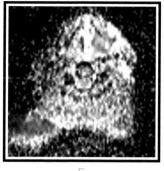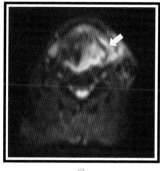

E　　　　　　　　F　　　　　　　　G

**图 2.7-2　左侧梨状窝癌治疗后的 MRI 图像**

A—轴位 $T_1WI$；B—轴位 $T_2WI$；C—轴位脂肪抑制 $T_2WI$；D—轴位脂肪抑制
$T_1WI$ 增强；E—轴位 DWI（b=800）；F—轴位 ADC 图；G—融合图像

*影像所见（治疗后）*

左侧梨状窝不规则软组织肿块，与周围结构分界不清，病灶 $T_1WI$ 呈等信号（图 2.7-2 A）；$T_2WI$ 及抑脂 $T_2WI$ 呈不均匀稍高信号（图 2.7-2 B、C）；增强扫描呈不均匀强化（图 2.7-2 D）；DWI：左侧梨状窝肿块呈稍高信号（图 2.7-2 E）；ADC 图：相应肿块呈不均匀稍低信号（图 2.7-2 F），ADC 值为（0.998~1.210）× $10^{-3}$ mm$^2$/s；融合图像提示肿块活性仍稍强（图 2.7-2 G 黄色箭头）。

MRI 诊断：左侧梨状窝癌综合治疗后改变，病灶仍残留稍强活性；与治疗前比较，左侧梨状窝病灶范围缩小，病灶活性减弱，邻近肿大淋巴结已切除。

*分析与讨论*

下咽癌按解剖结构可分为梨状窝癌、环后区癌和下咽后壁癌 3 型，亦有学者将下咽癌分为 4 型：下咽上区癌、梨状窝癌、咽后壁癌或环后壁癌、混合型癌。其中，梨状窝癌约占 80%，好发于梨状窝的外侧壁和内侧壁[14]。

下咽癌临床症状隐匿，易向周围直接蔓延生长。梨状窝癌多呈环形黏膜下浸润性生长，侵犯范围广泛，常侵犯甲状软骨板后翼或穿过甲状舌骨膜侵入颈部软组织，也较易向上蔓延至口咽侧壁，向下侵犯环后区及食管上段。梨状窝癌常伴双侧颈淋巴结转移，转移率高达 70%[15]。

MRI 对判断下咽癌及邻近结构侵犯的敏感性较高；对判断下咽癌患者有无软骨侵犯、颈部淋巴结转移及肿瘤术后复发价值较大。DWI 通过显示肿瘤组织内水分子弥散运动的改变，可以区分存活及坏死的肿瘤组织，有助于早期监测治疗的疗效及优化治疗方案。有效的抗肿瘤治疗会导致肿瘤细胞坏死，数目减少，细胞间隙加大，水分子弥散能力增强，ADC 值升高。而肿瘤残存或复发时肿瘤细胞增多、细胞间隙变小等，水分子弥散受限，ADC 值降低，DWI 表现为高信号。本病例经过抗肿瘤治疗后 ADC 值有所升高，提示治疗有效。

DWI 可用于肿瘤治疗反应的早期评价。Tshering 等与 Vandecaveye 等 [16,17] 的研究表明，治疗前基线 ADC 值较高的肿瘤对放疗或化疗效果不如治疗前基线 ADC 值较低的肿瘤，这可能是因 ADC 值较高的肿瘤细胞坏死更多见，而这类肿瘤是低氧代谢、酸性的且血供相对较少，导致对放化疗的敏感性下降。这表明 DWI 检查及 ADC 值的测量不仅能在病变发生形态学变化之前预测肿瘤的转归，且在肿瘤治疗前就具有一定的疗效预测能力，可对肿瘤的治疗起到一定的指导作用。

## 2.8　喉癌放疗后复发

患者男，72 岁。喉癌放疗后 3 月，发现肿瘤残留 10 天入院。

2015 年 6 月起无明显诱因出现声音嘶哑，无发热、头晕头痛，无吞咽不适，无胸闷心悸及呼吸困难。1 个月后就诊于当地肿瘤医院，发现左侧声带、前联合、右侧声带前端肿物；左声带肿物活检病理示：鳞状上皮重度不典型增生，诊断为：声门区鳞癌（$T_{1b}N_0M_0$）。

2015 年 8 月至 9 月行调强放射治疗（肿瘤区 70 Gy/35 F，高危区 60 Gy/30 F）。放疗期间出现吞咽不适，经对症处理后缓解。

2015 年 12 月上旬开始，患者出现颈前区肿胀，伴咽痛，吞咽动作时明显，说话含糊不清；MRI 检查示左颈部淋巴结肿大；喉镜下发现双侧声带粗糙；活检病理示中分化鳞状细胞癌，为进一步诊治入院。

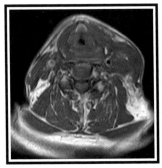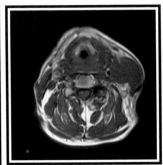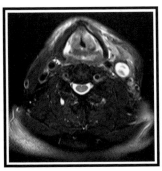

A　　　　　　　　　　B　　　　　　　　　　C

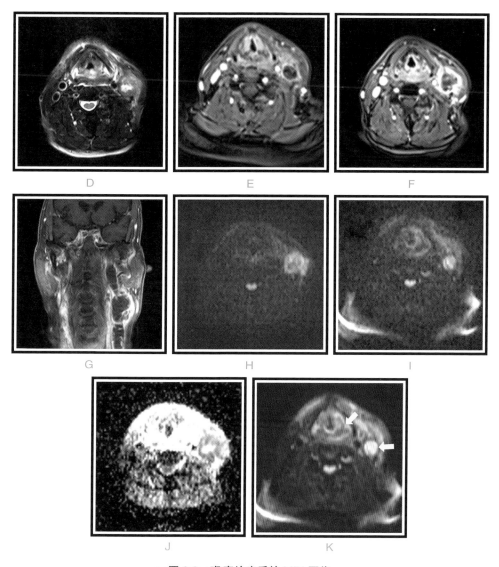

**图 2.8 喉癌放疗后的 MRI 图像**

A、B—轴位 $T_1WI$；C、D—轴位脂肪抑制 $T_2WI$；E、F—轴位脂肪抑制 $T_1WI$ 增强；G—冠状面脂肪抑制 $T_1WI$ 增强；H、I—轴位 DWI（b=800）；J—轴位 ADC 图；K—融合图像

**影像所见**

双侧声带、前联合及喉室后壁明显增厚，见异常软组织信号影，以左侧声带及喉室左后壁为甚，$T_1WI$ 呈等信号（图 2.8 A、B）；$T_2WI$ 及抑脂 $T_2WI$ 呈不均匀高信号（图 2.8 C、D），喉室及喉腔明显变窄；

增强扫描病灶明显强化（图2.8 E~G）；DWI：左侧声带及喉室左后壁病灶呈稍高信号（图2.8 H、I）；ADC图：相应病灶大部分呈稍低信号（图2.8 J），ADC值 $1.281 \times 10^{-3}$ mm$^2$/s。

左侧颈部见肿大淋巴结影（5.6 cm×3.8 cm），增强扫描环形强化，其内见低信号坏死区。DWI：颈部肿大淋巴结中心呈稍高信号，边缘呈高信号（图2.8 H、I）。ADC图：肿大淋巴结中心呈稍高信号（图2.8 J），ADC值 $1.825 \times 10^{-3}$ mm$^2$/s；边缘呈低信号（图2.8 J），ADC值 $1.148 \times 10^{-3}$ mm$^2$/s。

融合图像示：左侧声带及喉室左后壁病灶活性较弱，颈部肿大淋巴结中心液化坏死，边缘活性较强（图2.8 K黄色箭头），提示转移性淋巴结。

MRI诊断：喉癌综合治疗后改变；左侧声带及喉室左后壁病灶少许较弱活性残留；左侧颈部淋巴结转移瘤，病灶中心液化坏死，边缘活性较强。

### 分析与讨论

喉癌好发于50~70岁，男性发病率显著高于女性。以声门区喉癌最常见，好发于声带，其次为声门上区，原发于声门下区者最少见。喉癌病理类型以鳞癌最常见，占全部喉癌的93%~99%。少数为腺癌、低分化癌等[16]。

喉镜检查可直接显示肿瘤，并可在喉镜下直视取活检获得病理诊断，影像检查主要为了显示病灶深部侵犯的范围，进行精确的临床分期，CT、MRI是常用影像学检查方法。影像学检查主要观察下列状况：（1）喉黏膜改变，如结节样增厚及黏膜下浸润；（2）喉旁间隙与喉周间隙是否侵犯；（3）有无喉软骨破坏；（4）有无淋巴结及其他远处转移。

喉癌治疗方式包括手术、放疗、化疗及不同方式的联合治疗。手术及放疗后，需要随访了解有无并发症、肿瘤有无残留、复发以及治疗效果等。MRI具有优越的软组织分辨率和多方位成像能力以及分子水平成像的能力，对分析喉部肿瘤的部位、形态以及治疗后的反应都有相应的优势。

DWI通过显示肿瘤组织内分子弥散运动的改变，可以区分存活、水肿及坏死的肿瘤组织，有助于早期检测治疗的疗效及优化治疗方案。有效的抗肿瘤治疗会导致肿瘤细胞坏死，数目减少，细胞间隙加大，细胞膜破裂，细胞内细胞器碎裂、溶解等，导致水分子弥散能力增加，ADC 值升高；而肿瘤残存或复发时肿瘤细胞增多、细胞间隙变小等，限制了水分子的运动，ADC 值降低，DWI 表现为高信号。该患者放疗后行 MRI 检查结果提示：左侧声带及喉室左后壁示少许病灶残留，活性较弱，伴左侧颈部淋巴结转移。融合图像提示病灶活性残留，同时也清晰显示病灶范围。

DWI 作为无创性的检查手段，能够很好地显示治疗后黏膜、软组织及喉部软骨框架的改变，能显示黏膜下病变的部位、性质以及与周围结构的关系，能够很好区分肿瘤存活、水肿及坏死的肿瘤组织，在喉部病变治疗后随诊中具有重要意义[17]。

## 2.9　腮腺混合瘤

患者男，31 岁。3 年前无明显诱因出现左侧耳垂后方肿物（似花生粒），无局部红肿热痛等不适，未予重视，未接受诊治。3 年来肿物进行性增大；为进一步诊治入院。

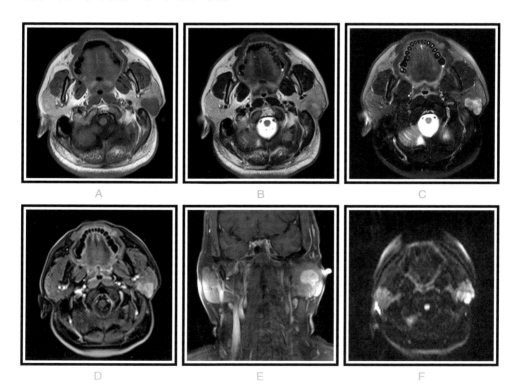

A　　　　　　　B　　　　　　　C

D　　　　　　　E　　　　　　　F

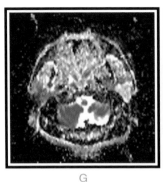
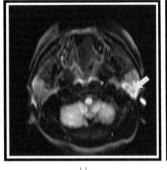
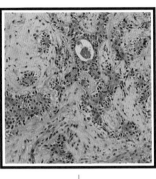

G  H  I

**图 2.9  左侧腮腺混合瘤的 MRI 及病理图**

A—轴位 $T_1WI$；B—轴位 $T_2WI$；C—轴位脂肪抑制 $T_2WI$；D—轴位脂肪抑制
$T_1WI$ 增强；E—冠状面脂肪抑制 $T_1WI$ 增强；F—轴位 DWI（b=800）；G—轴位
ADC 图；H—融合图像；I—病理图（HE×100）

**影像所见**

左侧腮腺可见一不规则软组织肿块，边界尚清（3.0 cm×2.7 cm），
$T_1WI$ 呈低信号（图 2.9 A）；$T_2WI$ 及脂肪抑制 $T_2WI$ 大部分呈稍高信号，
其间夹杂斑片状稍低信号（图 2.9 B、C）；增强扫描病灶呈不均匀强
化（图 2.9 D、E）；DWI：左侧腮腺内病灶呈高信号（图 2.9 F）；
ADC 图：相应病灶呈高信号（图 2.9 G），ADC 值 $1.311×10^{-3}$ $mm^2/s$；
融合图像显示病灶弥散轻度受限，提示良性肿瘤可能性大（图 2.9 H
黄色箭头）。

MRI 诊断：左侧腮腺占位性病变，考虑偏良性肿瘤，腮腺混合瘤
可能。

**病理**

入院后行左侧腮腺肿物切除术。术后病理示：镜下见肿瘤细胞体积较
小，多角形；胞质丰富，红染；核大，深染；核膜、核仁不清，核分裂少
见，肿瘤实质与间质分界不清，间质有显著黏液性变，并见多量软骨成分
（图 2.9 I）。病理诊断：（左腮腺）多形性腺瘤。

**分析与讨论**

腮腺混合瘤，又名腮腺多形性腺瘤，是颌面部涎腺最常见的良性肿
瘤之一（约占 70%）。混合瘤是一种含有腮腺组织、黏液及软骨样组织
的腮腺肿瘤，故称混合瘤。肿瘤具有结缔组织包膜，可出血、液化、坏死、
囊变，有时还可见到钙化[8]。肿瘤外层为一层很薄的包膜，由腮腺组织

受压变形所形成，并非真性包膜。

腮腺混合瘤常用的影像学检查方法包括 CT 和 MRI。CT 具有良好的密度分辨力，腮腺混合瘤在低密度的腮腺组织中可形成良好的密度对比，同时 CT 检查可确定肿瘤的部位以及与周围组织（包括重要血管）间的关系，对肿瘤的定位十分有益。MRI 的多序列成像具有良好的软组织分辨力，对腮腺混合瘤的细微组织结构的区分具有独到优势[7]。

DWI 序列显示混合瘤呈扩散受限的稍高信号，因为混合瘤为良性肿瘤，水分子扩散受限程度较轻。Maeda 等[18] 报道，腮腺混合瘤与恶性肿瘤之间平均 ADC 值差异有统计学意义；同时恶性肿瘤中低 ADC 值区域要比混合瘤比例高很多，而高 ADC 值的区域相对少。本例左侧腮腺病灶 ADC 值 $1.311 \times 10^{-3}$ mm$^2$/s，高于一般恶性肿瘤 ADC 值，说明混合瘤病灶的水分子弥散并未明显受限，但是 DWI 却呈较高的信号，此为 T$_2$ 的透过效应所致，此时融合图像的判断有一定的局限性，因为本书所采用的 b 值分别为 50 s/mm$^2$ 与 800 s/mm$^2$ 的两组图像进行融合，对于此类 T$_2$WI 信号较高的病灶（如囊肿），在判断良、恶性上有一定的困难，需结合常规 MRI 序列、DWI 及 ADC 图综合判断。

## 2.10　腮腺及颈部淋巴结转移性鳞癌

患者女，54 岁。2015 年 8 月起无明显诱因出现左颈部肿物，质韧，无触痛，无头晕头痛，无颈部活动受限，无呼吸困难等不适，未予重视。左颈部肿物进行性增大，同年 11 月就诊于当地医院，穿刺活检提示转移性癌。为进一步诊治入院。

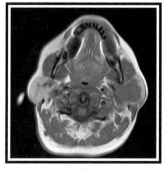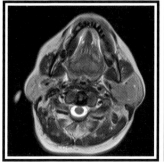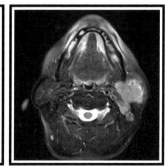

A　　　　　　　　　　B　　　　　　　　　　C

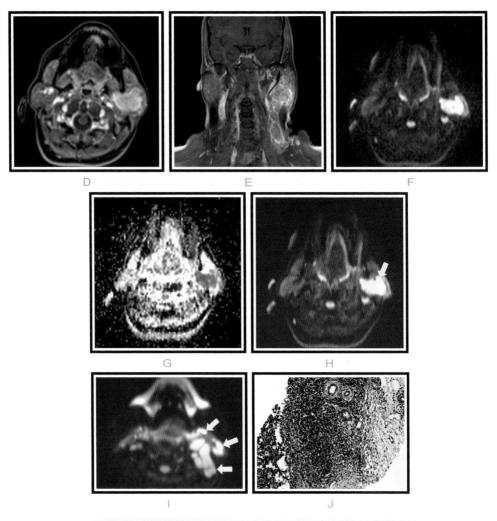

**图 2.10　左侧腮腺及颈部淋巴结转移性鳞癌的 MRI 及病理图**

A—轴位 $T_1WI$；B—轴位 $T_2WI$；C—轴位脂肪抑制 $T_2WI$；D—轴位脂肪抑制
$T_1WI$ 增强；E—冠状面脂肪抑制 $T_1WI$ 增强；F—轴位 DWI（b=800）；G—轴位
ADC 图；H、I—腮腺病灶及颈部淋巴结层面融合图像；J—病理图（HE×100）

### 影像所见

左侧腮腺、颌下、颈动脉鞘及左侧锁骨上窝区可见多发肿大淋巴结，
以左侧颌下及颈部明显，肿块 $T_1WI$ 呈等信号（图 2.10 A），$T_2WI$ 呈稍高
信号（图 2.10 B），$T_2WI$ 脂肪抑制序列呈高信号（图 2.10 C），增强扫描
明显不均匀强化（图 2.10 D、E）。冠状面图像清晰显示：颈部多发肿大
淋巴结，与左侧腮腺关系密切。

DWI：左侧腮腺肿块呈高信号（图 2.10 F）；ADC 图：相应肿块呈

低信号（图 2.10 G），ADC 值 0.710×10$^{-3}$ mm$^2$/s；DWI：颌下、颈动脉鞘及左侧锁骨上窝区淋巴结呈高信号；ADC 图：相应淋巴结呈低信号（图 2.10 G），ADC 值 0.782×10$^{-3}$ mm$^2$/s；融合图像示：左侧腮腺肿块及颈部淋巴结活性较强（图 2.10 H、I 黄色箭头），提示恶性肿瘤。

MRI 诊断：左侧腮腺及颈部多发肿块，结合临床病史，考虑腮腺及颈部淋巴结转移。

### 病理

左侧颈部肿块穿刺活检，病理示：镜下见少量腮腺和淋巴组织，其中混杂有核大深染的异型细胞，略成巢，部分核仁明显，核分裂多见（图 2.10 J）。免疫组化结果：CK（+）、CK5/6（+）、CK8/18（+）、CK7（-）、EMA（+），Vim（-），LCA（-），P63（+），Ki-67（>50%+）。病理诊断：（左颈部）符合转移性低分化鳞状细胞癌。

### 分析与讨论

头颈部淋巴组织丰富，头颈部肿瘤、胸腹部肿瘤均容易引起颈部淋巴结转移。触诊是颈部淋巴结的重要检查方法，但由于检查者的经验不一，以及淋巴结的大小、部位、外科手术后瘢痕或放射治疗后纤维化等因素，其准确率受到一定影响。B 超、CT、MRI 等影像学方法对于颈部淋巴结病变的评价有很高的敏感性与特异性，为淋巴结病变治疗计划的制定与实施提供了客观、准确的依据。但对于淋巴结的良、恶性鉴别则较困难。以往常规头颈部扫描判断淋巴结转移与否，均根据淋巴结大小、形态学而定，偏差往往较大[20]。

DWI 是反映活体生物组织内水分子弥散的磁共振加权成像方法，Suni 等[19]首次将 DWI 应用于良、恶性淋巴结的鉴别，目前已被广泛地应用于淋巴结病变的研究。DWI 对转移淋巴结的显示率达 100%，转移淋巴结在 DWI 图上呈高信号，根据肿瘤内水分子弥散受限程度的不同，信号升高程度有所不同；而正常淋巴结在 DWI 图中与周围软组织一样，呈低信号[19,20]。

DWI 图可显示病变组织水分子扩散异常，ADC 值可量化这种异常的水分子扩散能力。King 等[21]研究表明，恶性淋巴结 ADC 值均低于良性淋巴结 ADC 值。当 ADC 阈值取 0.858×10$^{-3}$ mm$^2$/s 时，鉴别诊断转移淋巴结与正常淋巴结的敏感性与特异性均较高。

本例腮腺肿块及颈部淋巴结病变 DWI 图均呈高信号，ADC 图呈低信号，ADC 值为 0.710×10$^{-3}$ mm$^2$/s，而融合图像示病变活性较强，提示为恶性病变，考虑转移性淋巴结，可为临床的治疗方案提供帮助。

综上所述，DWI 能够提供许多常规 MRI 扫描所不能提供的组织信息，这对于研究组织的功能与病理变化均有重要意义。DWI 及 ADC 值的测量作为重要的功能成像辅助手段，同时融合图像可提示病变活性，并清晰显示病灶范围，与 MRI 常规扫描结合能有效提高对淋巴结良、恶性鉴别的准确率。

**鉴别要点**

淋巴结结核　增强扫描常出现环形强化，为颈部淋巴结结核的特征性改变。

淋巴瘤　淋巴结受侵部分广泛，增强扫描轻 – 中度强化。

巨淋巴结增生症　多数为单个肿大淋巴结，边缘光整或呈浅分叶状，增强扫描呈特征性明显强化。

神经源性肿瘤　多为单发，边缘规则，增强扫描呈不均匀强化。对于有原发病变的颈部淋巴结转移瘤诊断较容易，对未发现原发病变的多发淋巴结病变的鉴别诊断则较困难。

## 2.11　腮腺黏液表皮样癌治疗后复发

患者男，56 岁。2011 年 9 月因左侧腮腺肿物在境外某医院被诊断为腮腺癌，行左侧腮腺癌切除术。病理示：腮腺黏液表皮样癌。随后接受正规放射治疗，定期复查提示肿瘤控制稳定。

2014 年初，患者复查 PET/CT 提示，左侧腮腺肿物复发，行穿刺活检确诊腮腺癌原位复发。2014 年 6 月再次行左侧腮腺癌部分 + 左侧下颌骨部分切除术，术后未进一步行放射治疗。

2015 年 1 月复查 PET/CT 示腮腺肿瘤复发，患者又在某医院行 DC+CIK 生物免疫治疗两疗程，复查 MRI 提示，腮腺肿瘤仍继续增大，为进一步诊治入院。

2015 年 9 月 MRI 检查结果参见图 2.11-1。

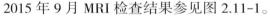

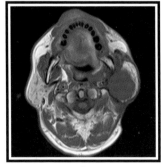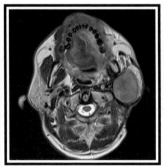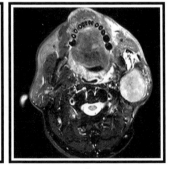

A　　　　　　　　　　B　　　　　　　　　　C

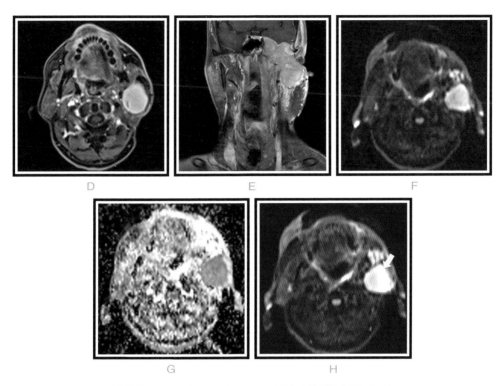

**图 2.11-1 左侧腮腺黏液表皮样癌治疗后复发 MRI 图像**

A—轴位 $T_1WI$；B—轴位 $T_2WI$；C—轴位脂肪抑制 $T_2WI$；D—轴位脂肪抑制 $T_1WI$ 增强；E—冠状面脂肪抑制 $T_1WI$ 增强；F—轴位 DWI（b=800）；G—轴位 ADC 图；H—融合图像

### 影像所见（治疗前）

左侧腮腺区见一类圆形肿物，信号欠均匀，$T_1WI$ 呈等信号（图 2.11-1 A），$T_2WI$ 呈稍高信号（图 2.11-1 B）；脂肪抑制 $T_2WI$ 呈高信号（图 2.11-1 C），增强扫描肿物明显强化（图 2.11-1 D、E），内见小片状囊变坏死区。肿瘤向上侵犯，破坏左侧颅底骨质，且左侧颞下窝及左侧海绵窦受侵；DWI：左侧腮腺区肿块呈不均匀高信号（图 2.11-1 F）；ADC 图：相应肿块呈低信号（图 2.11-1 G），ADC 值 $1.137 \times 10^{-3}$ mm²/s；融合图像示病灶活性较强（图 2.11-1 H 黄色箭头），提示恶性肿瘤。

MRI 诊断：左侧腮腺癌切除术后复发，并左侧颅底骨质、颞下窝及左侧海绵窦受侵，左侧颈动脉鞘区淋巴结转移。

### 治疗

2015 年 9 月行微血管介入化疗，之后在静脉全麻下行左腮腺区肿瘤氩氦刀冷冻消融术 +$^{125}$I 粒子植入术 + 光动力治疗。

2015 年 10 月复查 MRI，结果参见图 2.11-2。

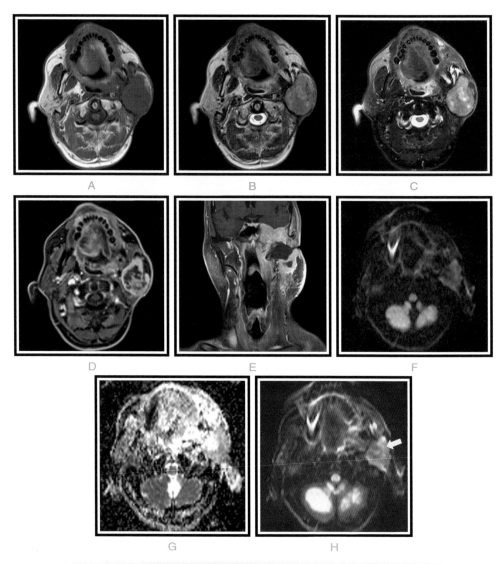

**图 2.11-2　左侧腮腺黏液表皮样癌治疗后复发再次治疗后的 MRI 图像**

A—轴位 T₁WI；B—轴位 T₂WI；C—轴位脂肪抑制 T₂WI；D—轴位脂肪抑制 T₁WI 增强；E—冠状面脂肪抑制 T₁WI 增强；F—轴位 DWI（b=800）；G—轴位 ADC 图；H—融合图像

*影像所见（治疗后）*

左侧腮腺区见不规则软组织影（5.6 cm×5.0 cm×7.3 cm），信号欠均匀，T₁WI 大部分呈等、稍低信号（图 2.11-2 A）；T₂WI 及抑脂 T₂WI 呈等、稍高信号（图 2.11-2 B、C）；增强后可见不均匀明显强化，并可见片状无强化坏死区（图 2.11-2 D、E），还可见多枚小条状碘粒子影；DWI：左侧腮腺区肿块边缘呈不均匀高信号，中心见片状低信号区（图 2.11-2 F）；ADC 图：肿块边缘呈低信号（图 2.11-2 G），ADC 值 $0.795 \times 10^{-3}$ mm²/s，肿块中心坏死区呈高信号，ADC 值 $2.158 \times 10^{-3}$ mm²/s；融合图像示肿瘤中心液化坏死，边缘区活性较强（图 2.11-2 H 黄色箭头），提示肿瘤边缘活性残留。

MRI 诊断：左侧腮腺恶性肿瘤治疗后改变，肿瘤边缘大部分活性较强，中央治疗区肿瘤液化坏死。

分析与讨论

腮腺是人体最大的唾液腺，腮腺肿瘤发病率较低，其中大多数为良性，最多见的是混合瘤，其次是腺淋巴瘤，恶性肿瘤组织学类型多为黏液表皮样癌、腺泡细胞癌、腺囊腺癌或混合腺癌。混合瘤存在恶变及发生全身转移的可能，而恶性肿瘤可侵犯周围软组织，因此对于大部分腮腺肿瘤均应在早期进行手术治疗[22]。腮腺肿瘤性质的不同对预后以及治疗的影响很大。磁共振成像或超声检查对恶性肿瘤的诊断均依赖于周围神经、血管或骨的破坏，因此传统的超声、磁共振成像技术尚不能很好地区分良、恶性病变[23]。

DWI 利用水分子的扩散运动速度进行成像，使用表观弥散系数（ADC 值）对结果进行定量评价，可反映人体组织的微观几何结构以及细胞内外水分子的转运等变化。肿瘤 ADC 值的改变源自于肿瘤内细胞的增殖及水容量的相对增加。尽管恶性肿瘤镜下坏死有可能会使 ADC 值上升，但与正常组织及良性肿瘤对比，恶性肿瘤中细胞增殖迅速，细胞密度显著增加，细胞外间隙相对缩小，水分子扩散受限，ADC 值显著降低。Motoori 等[24]结合 Wang 等[5]研究结果认为，动态增强 MRI 扫描涎腺肿瘤表现为边界不清、早期强化及对比剂排空减缓等特征，同时，DWI 序列测得平均 ADC 值低于 $1.220 \times 10^{-3}$ mm²/s，可提示为恶性肿瘤。

该患者腮腺癌切除后左侧腮腺区仍可见病灶影，DWI 示：左侧腮腺区病变呈不均匀高信号，ADC 图呈低信号，ADC 值降低，融合图像示：肿瘤活性较强，提示肿瘤复发。

对于腮腺恶性肿瘤，DWI 可以作为常规 MRI 检查的补充手段，不仅可提高诊断的准确性，对治疗后随诊也具有重要意义。

## 2.12  腮腺淋巴上皮癌

患者女，45 岁。2012 年 3 月因右颌下肿物就诊，行右颌下腺肿物切除＋区域淋巴结清扫术，病理示：右侧颌下腺淋巴组织转移性低分化鳞癌。随后行 DF 方案化疗（奈达铂＋5-FU、顺铂＋5-FU）。2014 年 8 月患者出现右耳下区域肿胀，伸舌偏右。为进一步诊治入院。

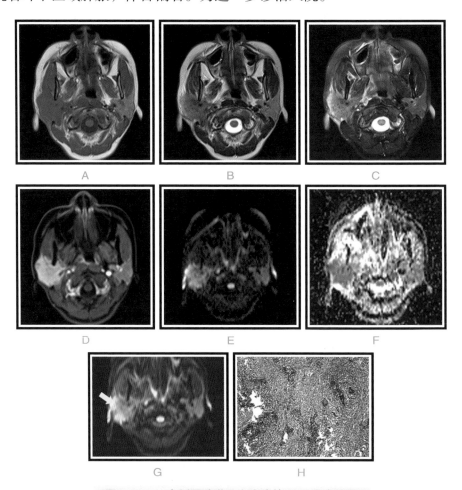

**图 2.12-1  右侧腮腺淋巴上皮癌的 MRI 及病理图**

A—轴位 $T_1WI$；B—轴位 $T_2WI$；C—轴位脂肪抑制 $T_2WI$；D—轴位脂肪抑制 $T_1WI$ 增强；E—轴位 DWI（b=800）；F—轴位 ADC 图；G—融合图像；H—病理图（HE×100）

**影像所见（治疗前）**

右侧腮腺体积明显增大，其内可见肿块影，几乎占据整个腺体（3.9 cm×2.5 cm），边缘不清，信号欠均匀，$T_1WI$ 呈等信号（图 2.12-1 A），$T_2WI$ 及抑脂 $T_2WI$ 呈等、稍高混杂信号（图 2.12-1 B、C），局部与咬肌界限不清，增强后肿块不均匀明显强化，并包绕右侧腮腺内血管（图 2.12-1 D）。DWI：右侧腮腺肿块呈高信号（图 2.12-1 E）；ADC 图：相应肿块呈低信号（图 2.12-1 F），ADC 值 $0.785 \times 10^{-3}$ mm$^2$/s；融合图像提示，肿瘤活性较强（图 2.12-1 G 黄色箭头）。

MRI 诊断：右侧腮腺恶性肿瘤。

**治疗与病理**

外院病理切片会诊提示：（右侧颌下腺）符合淋巴上皮癌，但不能完全排除低分化鳞状细胞癌（图 2.12-1 H）。于是进行两次介入化疗（多西他赛 80 mg、顺铂 80 mg）。

1 个月后复查 MRI，结果参见图 2.12-2。

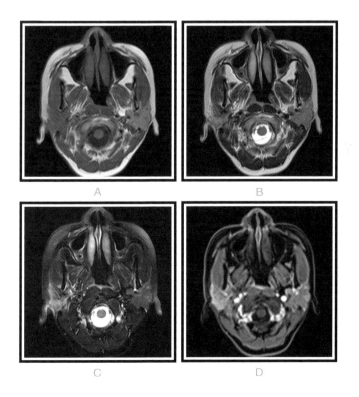

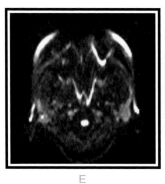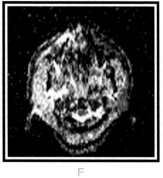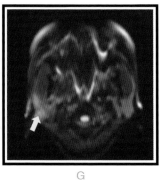

E       F       G

**图 2.12-2　右侧腮腺淋巴上皮癌治疗后 MRI 图像**

A—轴位 $T_1WI$；B—轴位 $T_2WI$；C—轴位脂肪抑制 $T_2WI$；D—轴位脂肪抑制 $T_1WI$ 增强；E—轴位 DWI（b=800）；F—轴位 ADC 图；G—融合图像

**影像所见（治疗后）**

右侧腮腺体积较前明显缩小，内见结节状影，边界不清（2.3 cm×1.7 cm），信号欠均匀，$T_1WI$ 呈稍低信号（图 2.12-2 A）；$T_2WI$ 呈等或（和）稍高混杂信号（图 2.12-2 B、C），局部与咬肌界限不清；增强后病灶可见不均匀轻中度强化（图 2.12-2 D）；DWI：右侧腮腺病灶呈稍高信号（图 2.12-2 E）；ADC 图：相应病灶呈稍低信号（图 2.12-2 F），ADC 值 1.350×$10^{-3}$ mm²/s；融合图像提示病变较弱活性残留（图 2.12-2 G 黄色箭头）。

MRI 诊断：右侧腮腺淋巴上皮癌治疗后改变，病灶活性较前明显减弱。

**分析与讨论**

腮腺恶性肿瘤组织学类型多为黏液表皮样癌、腺泡细胞癌、腺囊腺癌或混合腺癌，发生于腮腺的淋巴上皮癌较少见。恶性肿瘤生长较快，呈浸润性生长，包膜不完整或无包膜，常累及周围的组织。

腮腺淋巴上皮癌影像表现与其他恶性肿瘤类似，表现为边界不清、轮廓不规则的软组织肿块，MRI $T_1WI$ 呈稍低信号，$T_2WI$ 呈以较高信号为主的混合信号，相邻脂肪或筋膜界面消失。DWI 能够充分抑制背景的脂肪信号，突出显示肿瘤信号（弥散受限）；Motoori 等[24] 报道，DWI 检出原发肿瘤的敏感度为 95.8％、特异度为 90.0％。另外，DWI 通过显示肿瘤组织内水分子弥散运动的改变，可以区分存活及坏死的肿瘤组织，有助于早期监测治疗的疗效及优化治疗方案。

本病例经过抗肿瘤治疗后，DWI 信号减弱，ADC 值明显升高，提示部分肿瘤细胞坏死，细胞间隙增大，导致水分子弥散受限减轻。Eida 等[25]

研究表明，治疗前后 ADC 值的变化可早期预测肿瘤的治疗反应，对治疗不敏感者 ADC 值升高不明显或无变化，而治疗敏感者的 ADC 值明显升高。

## 2.13　颅面骨多发淋巴瘤

患者男，60 岁。2014 年 11 月无明显诱因发现左侧腹股沟区肿物，并逐渐增大，2015 年 3 月外院腹部 CT 示双侧腹股沟区、阴茎根部及盆腔、前列腺区病变（图 2.13）；后在外院行右侧腹股沟区肿物穿刺活检，病理提示为恶性肿瘤。

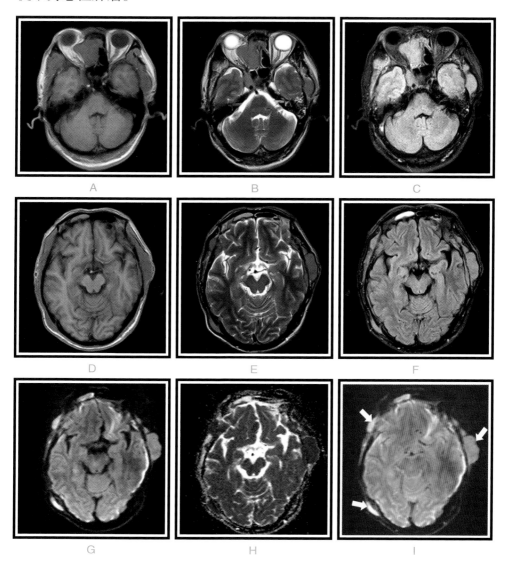

A B C
D E F
G H I

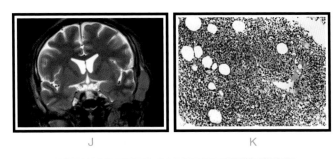

J　　　　　　　　　　　　K

**图 2.13　颅面骨多发淋巴瘤 MRI 及病理图**

A、D—轴位 T₁WI；B、E—轴位 T₂WI；C、F—轴位 T₂—FLAIR；G—轴位
DWI（b=800）；H—轴位 ADC 图；I—融合图像；J—冠状面 T₂WI；K—病理图
（HE×100）

**影像所见**

颅骨及右侧眼眶内侧壁可见多发大小不等的软组织结节，$T_1WI$ 与
$T_2WI$ 及 FLAIR 序列均为等信号（图 2.13 A~F、J），其中，左侧颞骨病灶
跨颅内外生长；DWI：多处颅骨病灶呈稍高信号（图 2.13 G）；ADC 图：
相应颅骨病灶呈低信号（图 2.13 H），ADC 值 $0.541 \times 10^{-3}$ mm²/s；融合图
像提示恶性肿瘤（图 2.13 I 黄色箭头）。

MRI 诊断：颅面骨多发结节病灶，考虑为恶性肿瘤。

**病理**

行颅内病变活检，镜下见肿瘤性淋巴细胞小至中等大，大小较一致；
胞质少、透明；核呈圆形、深染；核膜、核仁不清晰，可见核分裂。肿
瘤细胞弥散分布，间质血管较丰富（图 2.13 K）。免疫组化：CK（－）、
CD99（＋）、CD20（＋）、CD79a（＋）、CD3 和 CD45RO（T 细 胞 ＋）、
CD10（＋）、CD30（－），PAX-5（－），Ki-67（＞80%＋）。病理诊断：
（颅面骨）弥漫大 B 细胞性恶性淋巴瘤。

**分析与讨论**

恶性淋巴瘤是原发于淋巴结和（或）结外组织或器官的一种恶性肿瘤，
可分为霍奇金淋巴瘤（Hodgkin lymphoma，HL）与非霍奇金淋巴瘤（non-
Hodgkin lymphoma，NHL）两类，淋巴瘤在全身广泛分布，诊断主要依靠
活检、病理以及 CT 或 MRI 等常规影像学检查手段[2,3]。近年来，$^{18}$F-FDG
PET/CT 作为肿瘤诊断及其分期最先进的影像技术，敏感性及特异性较高，
但其成像费用昂贵并伴有电离辐射，制约了其在临床上的广泛应用。DWI
具有较高的敏感性与特异性，且无电离辐射，无需额外使用对比剂，尤适

用于部分肾功能欠佳的肿瘤患者。

DWI 可清晰显示淋巴瘤的形态、大小及累及范围，在较低信号的组织或器官背景下恶性淋巴瘤常表现为明亮的高信号，原因在于 DWI 技术抑制了肌肉、脂肪、实质器官等组织背景信号，由此突显病灶，便于辨识。以利肿瘤分期，为制定治疗计划提供准确的参考信息[20]。

由于骨髓中含有大量的脂肪成分，因而多数正常人骨骼系统在 DWI 呈明显低信号，而骨肿瘤因细胞密度增加，导致弥散受限而呈明显高信号，在低信号的背景下易被诊断。

鉴别要点

骨转移瘤　好发部位依次为椎体、骨盆、肋骨、胸骨、股骨干、肱骨干及颅骨。骨转移瘤常有明确的原发肿瘤病史，如肺癌、乳腺癌及前列腺癌等，且骨质破坏明显。

多发性骨髓瘤　发病年龄较大，可见"钻孔"样骨质破坏，病理学检查可明确诊断。

（邓白茹　唐姗姗　杨　意　陈燕萍　李忠海　杜端明　周序珑）

## 参 考 文 献

[1] Sumi M, Nakamura T. Head and neck tumours: combined MRI assessment based on IVIM and TIC analyses for the differentiation of tumors of different histological types. *Eur Radiol*, 2014, 24(1): 223~231

[2] Fong D, Bhatia KS, Yeung D, *et al*. Diagnostic accuracy of diffusion-weighted MRI imaging for nasopharyngeal carcinoma, head and neck lymphoma and squamous cell carcinoma at the primary site. *Oral Oncol*, 2010, 46(8): 603~606

[3] Matsuzaki H, Hara M, Yanagi Y, *et al*. Magnetic resonance imaging (MRI) and dynamic MRI evaluation of extranodal non-hodgkin lymphoma in oral and maxillofacial regions. *Oral Surg Oral Med Oral Pathol Oral Radiol*, 2012, 113(1): 126~133

[4] Ichikawa Y, Sumi M, Sasaki M, *et al*. Efficacy of diffusion-weighted imaging for the differentiation between lymphomas and carcinomas of the nasopharynx and oropharynx: correlations of apparent diffusion coefficients and histologic features. *AJNR Am J Neuroradiol*, 2012, 33(4): 761~766

[5] Wang J, Takashima S, Takayama F,*et al*. Head and neck lesions: characterization with diffusion-weighted echo-planar MRI imaging. *Radiology*, 2001, 220(3): 621~630

［6］Kato H, Kanematsu M, Kawaguchi S, *et al*. Evaluation of imaging findings differentiating extranodal non-hodgkin's lymphoma from squamous cell carcinoma in naso-and oropharynx. *Clin Imaging*, 2013, 37(4): 657~663

［7］Kitamoto E, Chikui T, Kawano S, *et al*. The application of dynamic contrast-enhanced MRI and diffusion-weighted MRI in patients with maxillofacial tumors. *Acad Radiol*, 2015, 22(2): 210~216

［8］Alberico RA, Husain SH, Sirotkin I. Imaging in head and neck oncology. *Surg Oncol Clin N Am*, 2004, 13(1): 13~35

［9］Lwin CT, Hanlon R, Lowe D, *et al*. Accuracy of MRI in prediction of tumour thickness and nodal stage in oral squamous cell carcinoma. *Oral Oncol*, 2012, 48(2): 149~154

［10］Chawla S, Kim S, Wang S, *et al*. Diffusion-weighted imaging in head and neck cancers. *Future Oncol*, 2009, 5(7): 959~975

［11］韩雪立，吕俊锋，张宇晨等. 舌癌的 CT、MRI 影像诊断. 吉林医学，2006，27（9）：1074~1075

［12］竺嘉华，罗济程，林国础. CT 和 MRI 对舌鳞状细胞癌诊断价值的比较. 上海口腔医学，2003，12（5）：324~327

［13］刘国鸿，陈燕萍，万志方. 扁桃体非霍奇金淋巴瘤的 CT 与 MRI 诊断价值. 河北医科大学学报，2012，33（5）：541~543

［14］陈燕萍，林志春，李绍林等. CT 对下咽癌的诊断及鉴别诊断价值. 临床放射学杂志，2004，23（10）：853~856

［15］顾建华. 喉咽癌 CT 表现及其临床意义. 实用放射学杂志，2003，19（6）：507~509

［16］Tshering Vogel DW, Zbaeren P, Geretschlaeger A, *et al*. Diffusion-weighted MRI imaging including bi-exponential fitting for the detection of recurrent or residual tumour after (chemo) radiotherapy for laryngeal and hypopharyngeal cancers. *Eur Radio*, 2013, 23(2): 562~569

［17］Vandecaveye V, de Keyzer F, Vander Poorten V, *et al*. Evaluation of the larynx for tumour recurrence by diffusion-weighted MRI after radiotherapy: initial experience in four cases. *Br J Radiol*, 2006, 79(944): 681~687

［18］N Matsushima, M Maeda, M Takarnura, *et al*. Apparent diffusion coefficients of benign and malignant salivary gland tumors. *AJNR Am J Neuroradiol*, 2007, 34(3): 183~189

［19］Sumi M, Sakihama N, Sumi T, *et al*. Discrimination of metastatic cervical lymph nodes with diffusion-weighted MRI imaging in patients with head and neck cancer. *AJNR Am J*

*Neuroradiol*, 2003, 24(8): 1627~1634

［20］Maeda M, Kato H, Sakuma H, *et al*. Usefulness of the apparent diffusion coefficient in line scan diffusion-weighted imaging for distinguishing between squamous cell carcinomas and malignant lymphomas of the head and neck. *AJNR Am J Neuroradiol*, 2005, 26(5): 1186~1192

［21］King AD, Ahuja AT, Yeung DK, *et al*. Malignant cervical lymphadenopathy: diagnostic accuracy of diffusion-weighted MRI imaging. *Radiology*, 2007, 245(3): 806~813

［22］Sheedy SP, Welker KM, Delone DR, *et al*. CNS metastases of carcinoma ex pleomorphic adenoma of the parotid gland. *AJNR Am J Neuroradiol*, 2006, 27(7): 1483~1485

［23］王斌，金苏华，田野. 腮腺恶性肿瘤磁共振波谱及扩散成像的初步研究. 内蒙古医学杂志，2011，43(11)：1281~1284

［24］Motoori K, Iida Y, Nagai Y, *et al*. MRI imaging of salivary duct carcinoma. *AJNR Am J Neuroradiol*, 2005, 26(5): 1201~1206

［25］Eida S, Sumi M, Nakamura T. Multiparametric magnetic resonance imaging for the differentiation between benign and malignant salivary gland tumors. *J Magn Reson Imaging*, 2010, 31(3): 673~679

## 3 呼吸系统

### ◀ 3.1　肺癌并肾上腺转移

　　患者男，76岁。3个月前体检时行胸部CT检查发现右肺占位性病变，无咳嗽、咳痰，未见发热及恶心呕吐。在外院穿刺活检病理示：腺癌；后口服易瑞沙（150 mg/d）。为进一步诊治入院。

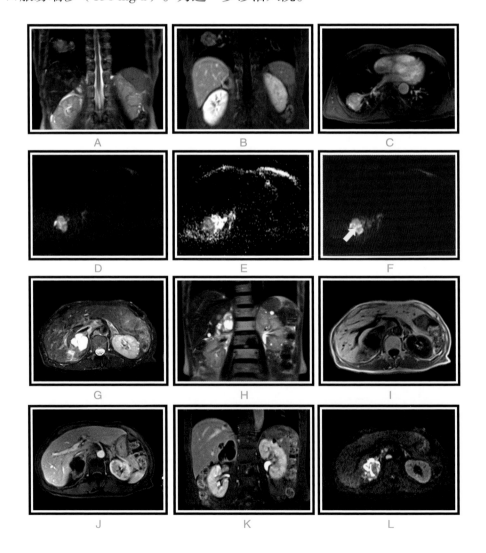

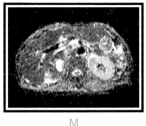 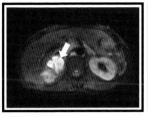 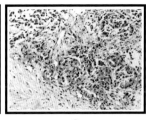

M　　　　　　　　　　N　　　　　　　　　　O

**图 3.1　肺癌并肾上腺转移 MRI 及病理图**

A—肺部病灶冠状面 $T_2WI$；B—肺部病灶冠状面脂肪抑制 $T_1WI$ 增强；C—肺部病灶轴位脂肪抑制 $T_1WI$ 增强；D—肺部病灶轴位 DWI（b=800）；E—肺部病灶轴位 ADC 图；F—肺部病灶融合图像；G—肾上腺病灶轴位脂肪抑制 $T_2WI$；H—肾上腺病灶冠状面 $T_2WI$；I—肾上腺病灶轴位 $T_1WI$；J—肾上腺病灶轴位脂肪抑制 $T_1WI$ 增强；K—肾上腺病灶冠状面脂肪抑制 $T_1WI$ 增强；L—肾上腺病灶轴位 DWI（b=800）；M—肾上腺病灶轴位 ADC 图；N—肾上腺病灶融合图像；O—病理图（HE×100）

*影像所见*

右肺下叶可见不规则肿块影，边界尚清，$T_2WI$ 呈等或稍高信号（图 3.1 A）；脂肪抑制 $T_1WI$ 增强扫描病灶不均匀强化（图 3.1 B、C）；DWI：肿块呈不均匀稍高至高信号（图 3.1 D）；ADC 图（图 3.1 E）：相应肿块 DWI 高信号区呈低信号，ADC 值 $0.786×10^{-3}$ $mm^2/s$；相应肿块 DWI 稍高信号区呈稍低信号，ADC 值 $1.256×10^{-3}$ $mm^2/s$；融合图像示右肺下叶病灶活性较强，提示恶性病变（图 3.1 F 黄色箭头）。

右侧肾上腺区可见不规则肿块，边界清晰（3.7 cm×4.6 cm），$T_1WI$ 呈稍低信号（图 3.1 I）；$T_2WI$ 及抑脂 $T_2WI$ 呈高信号（图 3.1 G、H），内部可见囊变坏死区；脂肪抑制 $T_1WI$ 增强扫描肿块呈不均匀强化，囊变坏死区不强化（图 3.1 J、K）；DWI：右肾上腺区肿块呈不均匀高信号，囊变坏死区呈低信号（图 3.1 L），ADC 图（图 3.1 M）：相应 DWI 高信号区呈低信号，ADC 值 $0.862×10^{-3}$ $mm^2/s$，相应 DWI 低信号区呈高信号，ADC 值 $2.744×10^{-3}$ $mm^2/s$；融合图像提示右肾上腺区病灶为恶性病变（图 3.1 N 黄色箭头）。

MRI 诊断：右肺下叶周围型肺癌，并右侧肾上腺转移瘤。

*病理*

入院后行右侧肾上腺病灶穿刺活检。病理示：镜下见肿瘤细胞体积中等，胞质丰富；核卵圆形，深染；核分裂多见。肿瘤细胞呈条索状或腺样排列（图 3.1 O）。免疫组化结果：CK7（+），EMA（+），TTF-1（+），S-100（-），CgA（-）。病理诊断：（右肾上腺）转移性肺腺癌。

### 分析与讨论

肺癌是我国最常见的恶性肿瘤之一，发病率逐年上升，现其发病率和死亡率已居所有恶性肿瘤之首。影像学检查在肺癌的筛查、诊断与分期中起到至关重要的作用。目前，除了 X 线平片和 CT 等传统肺部影像学方法外，正电子发射断层成像（PET）及磁共振成像（MRI）也已应用于肺癌的分期及疗效评估等方面；结合影像学引导下的穿刺活检术，肺癌的确诊并不困难。

MRI 对于肺部病灶的显示具有独特的优势：正常肺实质因含大量气体导致信号缺失，可与肿瘤病灶形成天然对比；纵隔脂肪丰富，同时心脏大血管存在流空效应，在良好的脂肪抑制的背景下，非常有利于纵隔病变的观察[1]。与其他影像学检查方式对比，肺部常规 MRI 一般用于显示肿瘤与纵隔、胸壁及心脏大血管的关系，如显示邻近支气管、血管受累情况，显示纵隔淋巴结转移等情况；随着 DWI 技术的发展及其在胸腹部的应用，胸部常规 MRI 及 DWI 扫描在肺结节的检出，肿瘤与炎性病变，肺部良、恶性肿瘤的鉴别，肺癌的临床分期及疗效评估等方面得以广泛应用[2]。

肿瘤及其转移灶因细胞密集程度高，核质比大，水分子扩散受限，弥散加权成像以此为基础，通过 DWI 图像及定量化的 ADC 值，以区别病灶与正常组织，进而评估病灶的活性程度。相比常规序列，DWI 受制于较低的信噪比，对微小病灶的检出率低于高分辨率 CT，但定量化测量的 ADC 值及较高的病灶敏感性，使其在转移灶检查方面占有较大的优势，康厚艺等[1]研究显示全身 DWI 与 PET 或 PET/CT 的敏感性与特异性相似。在一项非小细胞肺癌 N 分期评估的对比研究中，DWI 甚至表现出比 $^{18}$F-FDG PET/CT 更高的准确性及较低的假阳性率，这可能是因为炎症或感染病变在 PET/CT 表现为代谢增加，而炎症病变的水分子扩散运动却相对不受限的缘故[3,4]。此外，DWI 技术的另一个优势是无辐射、价格低廉。

肾上腺是肺癌转移的好发部位之一，常规 MRI 可反映肾上腺肿瘤特性并显示肿瘤与邻近脏器及血管的关系，而 DWI 及 ADC 值在鉴别肾上腺良、恶性病变方面有一定的价值。

本病例的 MRI 较好地显示了肺内的肿块影及右侧肾上腺转移灶；DWI 序列显示病灶呈弥散受限的高信号，ADC 图呈低信号；融合图像显示上述病灶弥散受限，提示恶性。

## 3.2 肺癌治疗后

患者男，76 岁。2012 年 6 月体检时发现肺部占位性病变，经 PET/CT 检查并穿刺活检确诊为：肺癌，并纵隔、右肺门淋巴结转移。先后口服易瑞沙（靶向药物）、力比泰＋顺铂方案化疗两个周期，期间复查 PET 及 CT 提示病情进展。

2014 年 4 月入本院行右肺肿瘤氩氦刀冷冻术，术程顺利。2014 年 5 月患者复查 MRI，结果参见图 3.2。

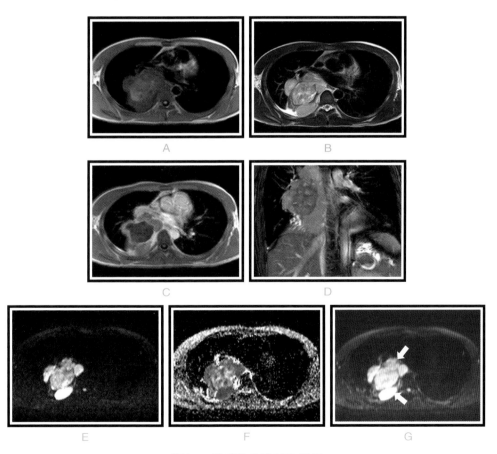

**图 3.2　肺癌治疗后 MRI 图像**

A—轴位 $T_1WI$；B—轴位 $T_2WI$；C—轴位 $T_1WI$ 增强；D—冠状面脂肪抑制
$T_1WI$；E—轴位 DWI（b=800）；F—轴位 ADC 图；G—轴位融合图像

**影像所见**

右肺下叶见一呈分叶状，边界尚清的不规则软组织病灶（8.7 cm×7.2 cm×12 cm），病灶呈混杂信号，$T_1WI$ 中心冷冻区呈等、稍高信号，周边部分呈稍低信号（图 3.2 A）；$T_2WI$ 及抑脂 $T_2WI$ 中央冷冻区呈等、稍高至高的混杂信号，冷冻区周围见环形低信号影，边缘部分呈稍高信号（图 3.2 B、D）；增强扫描肿块边缘轻中度不均匀强化，冷冻坏死区未见明显强化（图 3.2 C）；DWI：中心冷冻区呈略高信号，边缘部分呈明显高信号（图 3.2 E）；ADC 图：中心冷冻区呈高信号（图 3.2 F），ADC 值 $1.836×10^{-3}$ $mm^2/s$；病灶边缘部分呈低信号，ADC 值 $0.980×10^{-3}$ $mm^2/s$。融合图像示病灶中央部分凝固性坏死，边缘部分活性仍较强（图 3.2 G 黄色箭头）。

MRI 诊断：右肺癌冷冻术后改变，病灶中央冷冻区呈液化、凝固坏死，病灶外周部分仍残留肿瘤组织。

**分析与讨论**

肺癌治疗首选外科根治性手术，放疗对于改善患者的临床症状、提高生活质量及延长生存期有积极意义，故是肺癌局部治疗的有效手段；而化疗常用于丧失手术治疗机会的患者。除了上述传统的治疗方法外，分子靶向治疗、介入治疗（如氩氦刀冷冻治疗）等新型治疗方法也已进入临床。

评估肿瘤疗效的影像学方法很多，其中 DWI 技术在评估肿瘤疗效上的作用备受重视。恶性肿瘤细胞密集，组织间隙小，其内部水分子运动受限，DWI 呈高信号，ADC 值较低。肿瘤经局部冷冻治疗后导致肿瘤细胞的凋亡、坏死，使细胞外间隙增大，水分子运动受限程度明显降低，因此治疗后的坏死区域与肿瘤活性区相比，DWI 呈低信号，ADC 值升高。

此例患者为肺癌冷冻治疗后病例，右肺下叶肿块中心冷冻区 DWI 呈略高信号，ADC 值较高，增强扫描未见明显强化；而肿瘤外周区域 DWI 呈高信号，ADC 值较中心冷冻区域明显降低，增强扫描可见不均匀强化。与 DWI 高信号、ADC 值较低并不均匀强化的肿瘤边缘部分相比，中心冷冻区 DWI 信号较低及 ADC 值增高，提示该区域局部坏死，肿瘤细胞密度降低，细胞外间隙增大，故水分子受限程度降低，结合常规 MRI 图像所获信息提示，冷冻治疗对肿瘤中央区有疗效。融合图像能更清晰且直观地显示上述信息，进而为临床治疗方案的制定提供了影像依据。

（卢晓丹　黄玉罡　陈燕萍　李忠海　周序珑）

# 参考文献

［1］康厚艺，张伟国，金榕兵等. 肿瘤 MRI 全身弥散加权成像与 PET 成像初步对比. 中国医学影像技术，2010(4): 748~751

［2］沈鸿鹄，王琳，崔英哲等. 磁共振扩散加权成像在肺癌中的临床应用. 现代生物医学进展，2015(13): 2592~2595

［3］Komori T, Narabayashi I, MatsumuraK, *et al*. 2-[Fluorine-18]-fluoro-2-deoxy-d-glucosepositron emission tomography/computed tomography versus whole-body diffusion-weighted MRI for detection of malignant lesions: initial experience. *Ann Nucl Med*, 2007, 21(4): 209~215

［4］Nomori H, Mori T, Ikeda K, *et al*. Diffusion-weighted magnetic resonance imaging can be used in place of positron emission tomography for N staging of non-small cell lung cancer with fewer false-positive results. *J Thorac Cardiovasc Surg*, 2008, 135(4): 816~822

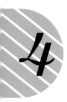

## 4.1 食管癌

患者男，72 岁。因上腹部饱胀 3 年余，症状再发入院。患者 3 年多前开始出现上腹部饱胀不适，未予诊治；1 年前在当地医院行胃镜检查提示食管局部黏膜病变，在内镜下行多环黏膜套切术，术后病理示鳞状上皮不典型增生癌变，术后定期复查胃镜未见异常。3 个月前上述症状再发，伴胸部隐痛，行超声内镜检查提示食管黏膜下隆起，胸部 CT 提示食管下段贲门部占位，为进一步诊治入院。

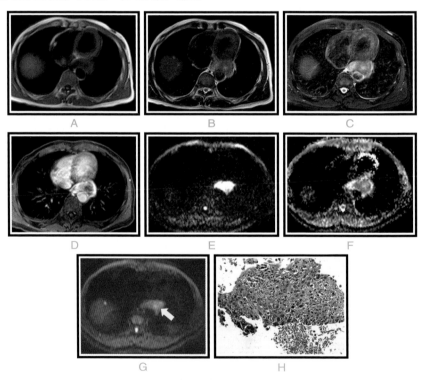

**图 4.1 食管癌 MRI 及病理图**

A—轴位 $T_1WI$；B—轴位 $T_2WI$；C—轴位脂肪抑制 $T_2WI$；D—轴位脂肪抑制 $T_1WI$ 增强；E—轴位 DWI（b=800）；F—轴位 ADC 图；G—轴位融合图像；H—病理图（HE×200）

影像所见

食管下段近贲门处黏膜不规则增厚，局部呈异常软组织（6.3 cm×4.2 cm×5.4 cm），信号不均，$T_1WI$ 呈等低信号（图 4.1 A）；$T_2WI$ 呈等、稍高信号（图 4.1 B）；抑脂 $T_2WI$ 序列大部分呈稍高信号（图 4.1 C）；增强扫描病灶明显不均匀强化（图 4.1 D）；DWI：病灶大部分呈高信号，局部呈稍高信号（图 4.1 E）；ADC 图：相应 DWI 高信号区呈低信号（图 4.1 F），ADC 值 $1.187×10^{-3}$ $mm^2/s$，相应 DWI 局部稍高信号区呈稍低信号（图 4.1 F），ADC 值 $1.587×10^{-3}$ $mm^2/s$；融合图像显示病灶活性较强，提示恶性肿瘤（图 4.1 G 黄色箭头）。

肝 S8 小圆形病灶，融合图像呈稍高信号，但结合常规 $T_1WI$ 低信号、$T_2WI$ 高信号，b=800 $s/mm^2$ 时 DWI 呈低信号，考虑为小囊肿。

MRI 诊断：食管下段近贲门部恶性肿瘤，考虑食管癌。

病理与治疗

胃镜病理活检：镜下见癌细胞体积大，多角形；胞质丰富，红染；核大，深染；核膜、核仁清晰，核分裂多见，癌细胞呈巢状，肿瘤组织有明显坏死（图 4.1 H）。免疫组化结果：P63（+），CK5/6（+），TTF-1（-），CK7（-），Syn（-），CgA（-），Ki-67（>50%+）。病理诊断：（食管）中分化鳞状细胞癌。

随后行介入化疗术（CMMC），经右股动脉穿刺，以支气管动脉、胃左动脉食管支动脉为靶动脉，注射药物多西他赛 80 mg + 顺铂 80 mg，术程顺利。

分析与讨论

食管癌是我国最常见的恶性肿瘤之一，发病率北方高于南方，山西、河南为高发区。发病年龄多在 40 岁以上，50~70 岁占多数；死亡率居恶性肿瘤死亡的第六位，且有逐年上升趋势。

食管癌发生于食管黏膜，以鳞状上皮癌多见，腺癌及未分化癌少见，偶见鳞癌与腺癌并存的腺鳞癌。腺癌恶性度高，易转移。因食管组织无浆膜层，癌组织易穿透肌层侵及邻近器官，转移途径多为淋巴与血行转移。

随着食管癌早期诊断及个体化、综合治疗方案的应用，其 5 年生存率已明显提高，准确的临床分期对食管癌治疗方案的选择至关重要，影像学尤其是 MRI 检查在食管癌分期及疗效评估中具有重要意义。

食管癌的 MRI 表现为食管壁增厚，增厚的食管壁在 $T_1WI$ 呈等或低信号、$T_2WI$ 呈稍高信号，增强扫描肿瘤组织强化明显，肿瘤周围浸润表现

为 $T_1WI$ 高信号的脂肪消失以及邻近淋巴结肿大。

目前 DWI 已被广泛用于肿瘤的早期诊断、临床分期及疗效评估。DWI 可以从分子水平反映人体组织的空间组成变化与病理生理状态下各组织成分间水分子交换的功能状况，比常规 MRI 能更早提供病理生理改变的信息，是在细胞水平上诊断及评价疗效的早期检查手段。Sakurada 等[1] 研究表明 DWI 在食管癌的检出、观察肿瘤病变范围及毗邻组织方面优于 CT 及 PET，结合平扫图像，其对 $T_1$、$T_2$、$T_3$ 和 $T_4$ 期食管癌的检出率分别为 33%、58%、96% 和 100%，尤其对检出 $T_3$ 及 $T_4$ 期食管癌具有较高的价值。

利用 DWI 及图像融合技术，可清晰显示本例患者食管下段的病灶，由于食管癌的肿瘤组织细胞核增大且核异型性明显，肿瘤细胞体积大、数量多且排列紧密，水分子整体扩散速度明显慢于正常组织，因此肿瘤病灶在 DWI 图像上呈明显的高信号，ADC 值较低，融合图像提示肿瘤组织代谢活跃。结合 MRI 常规序列，清晰显示肿瘤与主动脉界限不清，邻近左心房受压变形、移位。由此表明 MRI 对判断食管癌是否可以手术切除具有明确的指导意义。

随着 DWI 技术的应用，MRI 在食管肿瘤放化疗疗效评估方面的价值逐渐受到学者们的关注，且 DWI 检查前无需禁食，亦无需特殊对比剂，采集时间相对较短，且价格相对 PET/CT 低廉，故在放化疗疗效评估方面不吝是一种很好的选择。

## 4.2 胃底贲门癌

患者男，53 岁。1 年半前无明显诱因出现进食固体食物困难而入院；无发热、恶心、呕吐、厌食、腹痛、腹泻等不适。外院行上腹部 CT 检查提示：胃贲门至远端食管胃壁增厚并多发淋巴结肿大，考虑胃癌伴周围淋巴结转移；外院胃镜示贲门部菜花样肿物伴溃疡形成。

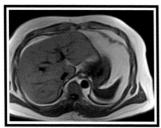
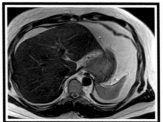
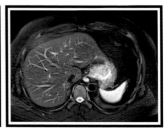

A       B       C

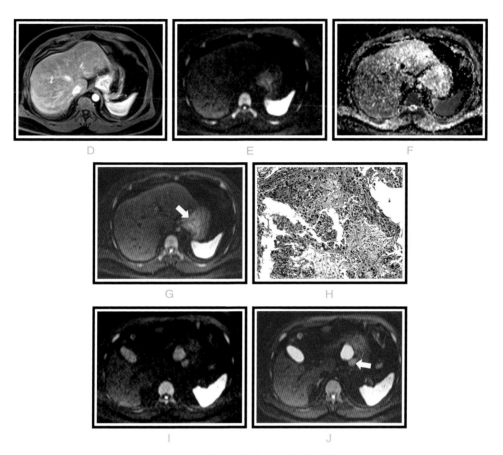

**图 4.2 胃底贲门癌 MRI 及病理图**

A—轴位 T₁WI；B—轴位 T₂WI；C—轴位脂肪抑制 T₂WI；D—轴位脂肪抑制
T₁WI 增强；E—轴位 DWI（b=800）；F—轴位 ADC 图；G—融合图像；H—病理
图（HE×200）；I—小网膜囊层面轴位 DWI 图；J—小网膜囊层面轴位融合图像

*影像所见*

食管下段及胃底贲门区管壁明显增厚，周围脂肪间隙模糊，形成异
常软组织肿块影（3.8 cm×3.4 cm），T₁WI 呈略低信号（图 4.2 A）；
T₂WI 及抑脂 T₂WI 呈高信号（图 4.2 B、C）；增强扫描明显强化（图 4.2 D）；
DWI：食管下段贲门区肿块呈稍高信号（图 4.2 E）；ADC 图：相应肿块
呈稍低信号（图 4.2 F），ADC 值 1.170×10⁻³ mm²/s；融合图像提示恶性
肿瘤（图 4.2 G 黄色箭头）。小网膜囊可见多发结节，DWI 呈高信号（图
4.2 I），融合图像提示淋巴结转移（图 4.2 J 黄色箭头）。

MRI 诊断：贲门区占位性病变，考虑为贲门癌并小网膜囊多发淋巴结
转移。

治疗与病理

胃镜活检病理提示贲门下中分化腺癌。随后行介入化疗两次后，又行剖腹探查术＋贲门癌根治术。术后病理：胃壁组织结构破坏，癌细胞体积大（大小不等）；胞质较丰富；核大，深染；核分裂多见，癌细胞呈条索状和不规则腺管状排列（图 4.2 H）。病理诊断：（贲门下）中分化腺癌。

分析与讨论

胃癌是最常见的胃肠道恶性肿瘤之一，早期诊断及准确的影像学分期对胃癌的治疗具有重要意义。传统的检查方法包括胃肠道造影、超声胃镜、CT 检查等，在术前分期及疗效评估方面存在一定的局限性。MRI 由于无 X 线辐射且具有很高的软组织分辨率，在胃癌的监测与术前分期中具有诸多潜在优势。尤其是功能磁共振成像（functional MRI，fMRI）技术的发展，可以从分子水平、病理、生理学角度对胃癌的发生、发展及治疗效果进行评价 [2,3]。

DWI 能够反映人体内水分子的布朗运动，在病理情况下，由于机体内环境及组织结构改变，水分子的扩散运动发生改变，进而在 DWI 上可以得到体现。超快速单次或多次激发平面回波成像 EPI 序列成像速度快，避免了呼吸及大血管搏动的影响，使得 DWI 在腹部的应用成为可能；而相控阵线圈缩短了图像读取时间，提高了成像速度及图像空间分辨率。MRI 常规扫描对 $T_1$ 期胃癌的发现率不高，主要是由于 $T_1$ 期病灶较小，肿块及胃壁增厚不明显，但早期胃癌组织在 DWI 上呈显著高信号，与正常胃壁的信号对比明显，提示 DWI 在发现早期胃癌方面具有独特优势。本例患者常规 MRI 可清晰显示胃底及贲门病变，因癌组织的水分子弥散明显受限，DWI 序列呈高信号，相应 ADC 图呈低信号，且 ADC 值较低，融合图像提示恶性病变。

常规 MRI 主要是通过淋巴结的大小来判定淋巴结是否侵犯，对于淋巴结转移的诊断准确性不高。因为转移的淋巴结可以在正常大小范围内；另一方面，一些炎症性疾病也可以导致淋巴结增大。Shinya 等 [4] 用 DWI 对胃癌转移淋巴结进行评价，发现转移性淋巴结较良性淋巴结 ADC 值明显降低，与形态学指标相比（包括淋巴结短径、边界是否规则、病灶的增强模式），采用 ADC 值评价肿瘤转移淋巴结的准确性更高。同时 DWI 联合常规 MRI 平扫及增强检查可以提高诊断转移淋巴结的准确率。

胃是空腔脏器，从影像形态改变方面对肿瘤疗效进行定量评价具有较大困难。传统的方法是测量病灶的大小变化，但在治疗早期该变化并不明显，Avcu 等[5] 研究认为 ADC 值可用于对胃癌肝脏转移瘤化疗效果的监测，化疗有效组肿瘤的 ADC 值较无效组明显升高，并且在早期就可出现 ADC 值的升高，且该变化早于形态学变化，提示 ADC 值对于预测及早期评价肿瘤的化疗反应具有重要意义，且 ADC 值的变化程度与生存率具有相关性，可能比单纯测量肿瘤的大小改变更有意义。因此，DWI对胃癌病变具有较高的敏感性，而且 ADC 值能够进行定量测定，对于胃癌化疗后疗效评价具有广阔的应用前景。

## 4.3 直肠癌

### 4.3.1 直肠癌

病例 1

患者女，61 岁。5 个月前无明显诱因出现粪便带血，无腹痛、腹胀，无便秘及腹泻，无发热及盗汗，无恶心、呕吐，就诊于当地医院，肠镜活检示直肠癌；后口服中药治疗（具体不详）。现患者粪便仍然间断带血，无腹痛，无里急后重，为进一步诊治入院。

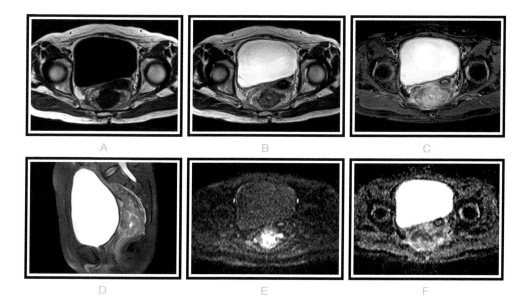

A     B     C

D     E     F

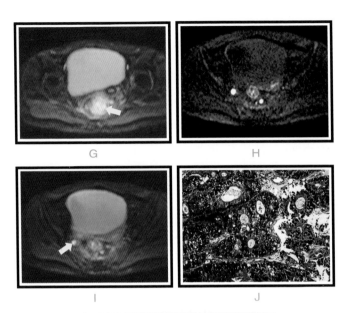

**图 4.3.1-1　直肠癌 MRI 及病理图**

A—轴位 T₁WI；B—轴位 T₂WI；C—轴位脂肪抑制 T₂WI；D—矢状位脂肪抑制 T₂WI；E—轴位 DWI（b=800）；F—轴位 ADC 图；G—融合图像；H—淋巴结层面 DWI 图；I—淋巴结层面融合图像；J—病理图（HE×200）

**影像所见**

直肠中段肠壁环形不规则增厚，局部达 1.82 cm，$T_1WI$ 呈等信号（图 4.3.1-1 A）；$T_2WI$ 及抑脂 $T_2WI$ 呈稍高信号（图 4.3.1-1 B~D），肠腔明显狭窄；DWI：增厚的直肠壁呈高信号（图 4.3.1-1 E）；ADC 图：增厚的肠壁呈低信号（图 4.3.1-1 F），ADC 值 $0.828×10^{-3}$ mm²/s；融合图像提示恶性病变（图 4.3.1-1 G 黄色箭头）。受累直肠边缘欠清，突破浆膜层，侵犯周围脂肪间隙，并可见多发淋巴结（图 4.3.1-1 E~G），DWI 呈高信号（图 4.3.1-1 H），融合图像提示淋巴结转移（图 4.3.1-1 I 黄色箭头）。

MRI 诊断：直肠中段肠壁不规则增厚，考虑为直肠癌，并肠旁淋巴结转移。

**病理**

肠镜病理示：镜下肠壁结构破坏，癌细胞体积大；胞质丰富，红染；核大，深染；核分裂多见，癌细胞呈不规则腺管状排列（图 4.3.1-1 J）。病理诊断：（直肠）中分化腺癌。

**病例 2**

患者男，95 岁。因发现直肠肿物 1 年余入院。患者 2 年前无明显诱因偶然发现粪便带血，呈鲜红色，量少，未就诊，后粪便带血情况反复出现。1 年前患者粪便变细，呈条状，且量较以前减少，并便秘及腹泻相交替，遂入院就诊，当时血红蛋白最低为＜60 g/L，予以输血纠正贫血情况，好转后出院。当地医院诊断直肠肿物，建议行化疗或结肠造瘘术，家属拒绝，此后未行任何治疗。1 个月前，患者出现排便困难，里急后重感明显。为进一步诊治入院。

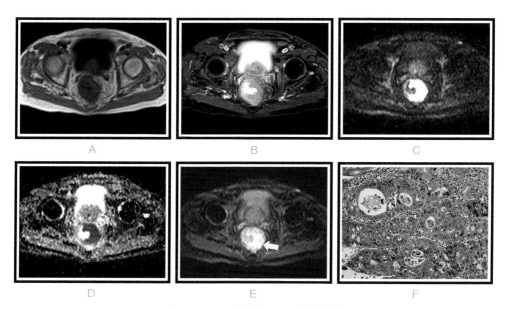

**图 4.3.1-2 直肠癌 MRI 及病理图**

A—轴位 $T_1WI$；B—轴位脂肪抑制 $T_2WI$；C—轴位 DWI（b=800）；D—轴位
ADC 图；E—融合图像；F—病理图（HE×200）

**影像所见**

直肠肠壁明显不均匀增厚，肠壁最厚约 2.1 cm，以左侧壁增厚明显，$T_1WI$ 呈等信号（图 4.3.1-2 A）；$T_2WI$ 呈稍高信号（图 4.3.1-2 B）；肠腔受压明显狭窄，局部病变突破浆膜层，侵犯周围脂肪间隙；DWI：直肠病变呈高信号（图 4.3.1-2 C）；ADC 图：直肠病变呈低信号（图 4.3.1-2 D），ADC 值 $0.850 \times 10^{-3}$ mm²/s；融合图像提示恶性肿瘤（图 4.3.1-2 E 黄色箭头）。

MRI 诊断：直肠壁不规则增厚，考虑为直肠癌。

**治疗与病理**

肠镜病理示：肠组织结构破坏，癌细胞体积大；胞质丰富，红染；核大，深染；部分见核仁，核分裂多见；癌细胞呈条索状和不规则腺管状排列（图 4.3.1-2 F）。病理诊断：（直肠）低分化腺癌。

遂行直肠肿瘤氩氦刀冷冻消融术＋光动力、射频消融术＋直肠支架植入术。

*分析与讨论*

直肠癌是胃肠道常见的恶性肿瘤之一，随着人们饮食结构的变化，高蛋白、低纤维食物的摄入，生活方式及生活环境的改变，其发病率呈逐年上升趋势，发病年龄也趋向年轻化，已成为威胁人们健康与影响生活质量的主要疾病之一。

多数的直肠癌为腺癌，其次为黏液癌、乳头状腺癌、类癌、腺鳞癌等。常见临床症状为便血、粪便变细与里急后重感。直肠癌的治疗及预后主要取决于其分期，病变局限者通过手术切除可获治愈，进展期病变或低位直肠癌需进行行术前放化疗，以达到可完整切除肿瘤或保留肛门的目的，改善预后。因此直肠癌术前的准确分期，对治疗方案的选择、患者的生存预后非常重要，MRI 在直肠癌术前分期、确定最佳治疗方案、选择外科手术术式及监测预后等方面，均发挥了重要的作用。

直肠癌在 MRI 上表现为增厚直肠壁或肿块呈稍长 $T_1$、长 $T_2$ 信号；矢状及冠状位成像可直接显示肿瘤与直肠括约肌的关系，MRI 显示盆腔淋巴结较 CT 更为准确；DWI 可反映组织或病灶形态学及生理学的早期变化情况，对肿瘤良、恶性判定，肿瘤疗效预测及监测复发等方面优于常规 MRI[6,7]。

上述 2 例患者常规 MRI 可清晰显示直肠病变，由于癌组织水分子弥散明显受限，DWI 序列肿瘤呈高信号，相应 ADC 图呈低信号，且 ADC 值较低，融合图像能更清晰地显示病灶，提示肿瘤组织弥散受限，具有恶性肿瘤特征。

DWI 因其较差的空间分辨率，仅能显示直肠的大致轮廓，不能清晰显示肠壁的分层，因此，在肿瘤 T 分期上并无优势；但 DWI 对直肠系膜内及髂血管周围的转移性淋巴结的显示优于常规 $T_2WI$。由于淋巴结转移时淋巴结内细胞数量增大，细胞外间隙缩小，细胞外水分子弥散受限，其表观弥散系数减小，ADC 值降低，使之有可能与非转移性淋巴结鉴别[8]。另外，在 DWI 图像上血管等正常组织信号被抑制，转移性淋巴结呈明显高信号，从而可提高其检出率。联合应用局部高分辨 $T_2WI+DWI$ 是目前直肠癌 MRI 中最重要的序列组合。

## 4.3.2 直肠癌化疗后

患者女，45 岁。3 个月前无明显诱因出现排便困难，至当地医院予灌肠处理，效果不佳；外院肠镜检查发现直肠肿物，活检提示直肠腺癌，后行 PET/CT 诊断直肠癌并肝肺转移，行化疗两个周期（方案为奥沙利铂＋希罗达）后入院。

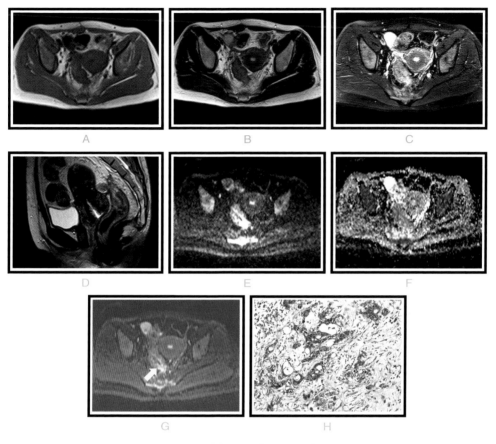

**图 4.3.2 直肠癌化疗后 MRI 及病理图**

A—轴位 $T_1WI$；B—轴位 $T_2WI$；C—轴位脂肪抑制 $T_2WI$；D—矢状位 $T_2WI$；E—轴位 DWI（b=800）；F—轴位 ADC 图；G—轴位融合图像；H—病理图（HE×200）

**影像所见**

乙状结肠远段至直肠壶腹部肠壁不均匀增厚，最厚约 1.0 cm，肠腔明显狭窄，累及长度 7~8 cm，$T_1WI$ 呈等信号（图 4.3.2 A），$T_2WI$ 呈略高信号（图 4.3.2 B、C、D），周围脂肪间隙清晰，与前方子宫脂肪间隙存在；DWI：直肠病灶呈高信号，病灶左侧旁小淋巴结呈高信号（图 4.3.2 E）；ADC 图：相应直肠病灶呈低信号（图 4.3.2 F），ADC 值 $1.051×10^{-3}$ mm²/s，相应病灶左侧旁小淋巴结低信号（图 4.3.2 F），ADC 值 $1.085×10^{-3}$ mm²/s；融合图像示相应节段结直肠病灶活性仍较强,病灶旁小淋巴结转移(图4.3.2 G黄色箭头)。

MRI诊断:乙状结肠远段至直肠肠壁不规则增厚,考虑为结直肠癌,并肠旁淋巴结转移。

### 治疗与病理

入院后行直肠癌切除术。术后病理示:(直肠)低分化腺癌(图4.3.2 H),溃疡型,已侵犯至外膜层;肿瘤周围见淋巴结已有癌转移1/1;两端切缘未见癌累及。

### 分析与讨论

直肠癌术前诊断常用的影像学检查方法为直肠内超声、CT及MRI。由于回声的衰减,直肠内超声对于浸润较深的 $T_3$、$T_4$ 期直肠癌、直肠周围淋巴结转移及远处转移情况不能准确判断。

多层螺旋CT可显示直肠癌病变的位置及受累肠管的长度,主要表现为肠壁不规则环周或偏心性增厚,肠腔内呈息肉状或菜花状的病灶,肠腔呈不同程度狭窄,但由于CT无法很好地显示肠壁分层结构及直肠系膜筋膜等精细结构,对直肠癌的术前T分期及预测直肠系膜筋膜是否受累存在较大的局限性。对于区域淋巴结性质的判断,CT主要依靠淋巴结的大小来判断,但准确率偏低。

MRI可以清晰显示肠壁分层结构,对直肠癌术前T分期的诊断价值较高。对比超声及CT扫描,MRI可以显示更小的淋巴结及其形态与内部信号,从而更准确地判断淋巴结的性质。特别是DWI的应用,在DWI及融合图像上,转移淋巴结因呈明亮高信号而便于检出,降低了漏诊率[9]。

本例中,肿瘤累及乙状结肠远段及直肠中上段,可见相应节段肠管不均匀偏心性增厚,$T_1WI$ 呈低信号,$T_2WI$ 呈稍高信号,可以显示肿瘤突破肌层浸润至直肠系膜内,肌层连续性中断,边缘模糊,可见针芒状异常信号,但未能确定是肿瘤浸润还是直肠周围炎症并纤维化。DWI可见相应肠管信号增高,ADC图呈低信号,融合图像可以进一步提示病灶活性较强,直肠系膜内针芒状异常信号亦呈高信号,与常规MRI基本相符,进一步证实了肿瘤突破肌层,直肠系膜受累。直肠癌是否突破肌层浸润至直肠系膜,是判断肿瘤是否达到 $T_3$ 期的重要依据,也是决定是否可以直接手术切除的重要依据之一。此外,本例通过DWI及融合图像可以直观地显示病灶旁小淋巴结的性质,有助于治疗方案的选择。因此,DWI技术的应用,可以更直观地了解肿瘤的浸润范围,进一步提高直肠癌术前T分期的准确性。

## 4.4　肛管癌

　　患者女，88岁。1年前无明显诱因出现粪便间断带血，为糊状不成形鲜血便，不伴黏液，无排便困难，无腹胀、腹泻，无发热，无恶心、呕吐，未予以重视及治疗；之后患者上述症状逐渐加重，排便次数增多，2~3次/d，自觉肛门口有异物感，偶有黄色液体自肛门排出，不能自行控制，为进一步诊治入院。

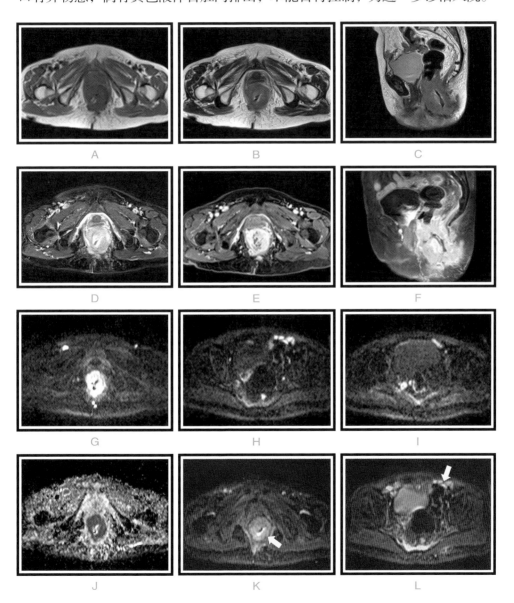

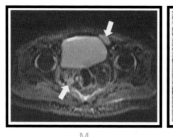
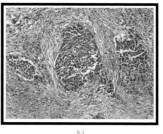

M  N

**图 4.4　肛管癌 MRI 及病理图**

A—轴位 $T_1WI$；B—轴位 $T_2WI$；C—矢状面 $T_2WI$；D—轴位脂肪抑制 $T_2WI$；E—轴位脂肪抑制 $T_1WI$ 增强；F—矢状面脂肪抑制 $T_1WI$ 增强；G、H、I—轴位 DWI（b=800）；J—轴位 ADC 图；K、L、M—轴位融合图像；N—病理图（HE×100）

### 影像所见

肛管及直肠远端肠壁呈明显不规则环形增厚、膨隆呈肿块状（5.2 cm×3.9 cm×7.8 cm），局部向腔内突出，肛管腔局部受压明显变窄，病灶信号不均匀，大部分 $T_1WI$ 呈等信号（图 4.4 A）；$T_2WI$ 及抑脂 $T_2WI$ 呈稍高信号（图 4.4 B~D）；增强扫描呈不均匀强化（图 4.4 E、F），病灶边界模糊，局部与前方阴道后壁粘连，分界不清；DWI：肛管病变、肠旁及腹股沟淋巴结均呈不均匀高信号（图 4.4 G~I）；ADC 图：相应肛管病变呈低信号（图 4.4 J）；ADC 值 $0.867×10^{-3}$ mm²/s，相应肠旁及腹股沟淋巴结呈低信号（图 4.4 J）；ADC 值 $0.957×10^{-3}$ mm²/s；融合图像肛管病变、肠旁及腹股沟淋巴结均弥散受限，提示恶性病变（图 4.4 K~M 黄色箭头）。

MRI 诊断：肛管及直肠远端肠壁增厚，考虑为肛管癌，并肠旁及腹股沟淋巴结转移。

### 病理与治疗

入院后行肛管肿瘤穿刺活检：镜下见肿瘤细胞体积大；胞质丰富；核大，核仁清晰，可见核分裂；细胞较松散，略呈巢状，部分区域见肿瘤侵犯表皮（图 4.4 N）。免疫组化结果：CK（+）、CK5/6（+），P63（+），Vim（-），CEA（+），S-100（-），HMB45（-），Ki-67（30%+）。病理诊断：（肛管）低分化鳞状细胞癌。

随后对肛管肿瘤进行了氩氦刀冷冻消融术及光动力治疗。

### 分析与讨论

肛管是消化道的终末节段，上与直肠相连，下与肛门相接，周围被内、外括约肌所环绕，呈环状收缩封闭肛门。肛管在 MRI 常规 $T_2WI$ 矢状面上呈略前倾（约 $45°$）的圆柱状结构，轴面上呈环状结构，冠状面呈杯状结构。肛管周围肌群在 $T_2WI$ 呈均匀低信号，坐骨肛门窝等富含脂肪组织的区域则在常规 $T_1WI$、$T_2WI$ 上均为较高信号。肛管表面被覆上皮组织，其近侧区内衬直肠柱状上皮，而远侧区为鳞状上皮并与肛周皮肤鳞状上皮相融合，两者之间的交界处（即组织学上肛门－直肠交界）一般位于齿状线。

肛管癌是指发生于肛管上皮的恶性肿瘤，较少见，约占结直肠癌的 $1\%\sim4\%$，从组织学类型上可分为鳞癌、腺癌和黏液腺癌等，其中以鳞癌最为常见。肿瘤常呈浸润性生长，括约肌易被侵犯。典型的病灶在 MRI 图像上呈长 $T_1$、稍长 $T_2$ 信号，增强扫描多明显强化，均匀或不均匀，结合相关病史多可作出诊断。常规 MRI 及 DWI 的主要作用是对肿瘤进行准确的分期，以指导临床下一步治疗措施的制定以及后续的复查[10,11]。本例患者肛管病变组织水分子弥散明显受限，DWI 序列显示高信号，相应 ADC 图呈低信号，且 ADC 值低，融合图像提示恶性肿瘤病变，结合常规 MRI，能明确肿瘤侵犯的范围、深度以及淋巴结转移状况，为临床精确分期及治疗计划的制定提供重要依据。

肛管癌的 MRI 诊断需要与肛周脓肿及肛管黏膜炎性反应相鉴别，肛周脓肿呈典型的环周强化，而炎性反应则边界较模糊，没有肿瘤的占位效应。

MRI 能够较全面观察直肠乃至整个盆腔与全身的情况，有助于肛管癌的诊断、术前评估、术后复查、复发诊断及疗效评估。

## 4.5 肛周恶性肿瘤治疗后复发

患者女，34 岁。因肛周恶性肿瘤综合治疗 1 年余复发入院。患者 1 年半前因肛周疼痛伴肿块在外院行肛周肿物切除，病理提示小细胞恶性肿瘤；后行两个周期 IP 方案（伊立替康＋顺铂）化疗，肿瘤明显缩小，局部疼痛消失。半年后再发肛周肿物，再次活检符合肛周小细胞癌，行同步放化疗；此后又再次复发并进行放化疗。2 个月前又见复发，活检病理符合小细胞癌，为进一步诊治入院。

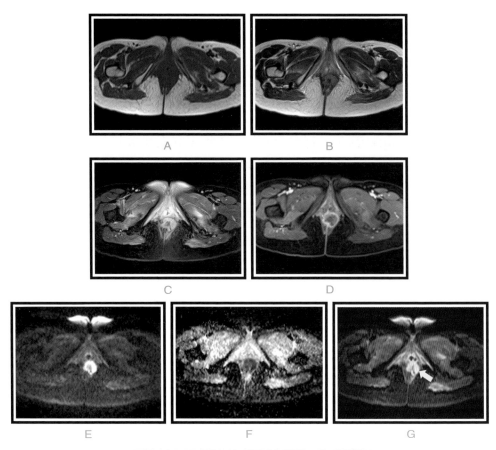

**图 4.5　肛周恶性肿瘤治疗后复发 MRI 图像**

A—轴位 $T_1WI$；B—轴位 $T_2WI$；C—轴位脂肪抑制 $T_2WI$；D—轴位脂肪抑制 $T_1WI$ 增强；E—轴位 DWI（b=800）；F—轴位 ADC 图；G—轴位融合图像

**影像所见**

　　肛周左侧壁不规则增厚呈结节状，病灶边界不清（3.2 cm×3.1 cm），局部突向肛门；$T_1WI$ 等信号（图 4.5 A）；$T_2WI$ 稍高信号（图 4.5 B）；脂肪抑制 $T_2WI$ 呈高信号（图 4.5 C）；增强扫描病灶不均匀强化，以边缘强化明显（图 4.5 D）；DWI：肛周左侧壁病灶呈高信号（图 4.5 E）；ADC 图：肛周左侧壁病灶呈低信号（图 4.5 F），ADC 值 $0.564 \times 10^{-3}$ mm²/s；融合图像显示肛周结节灶活性较高，提示肿瘤复发（图 4.5 G 黄色箭头）。

　　MRI 诊断：肛周恶性肿瘤治疗后复发，肿瘤活性较高。

**治疗**

　　入院后行肛周肿瘤氩氦刀冷冻消融术。

**分析与讨论**

肛周恶性肿瘤常呈浸润性生长，典型的病灶在 MRI 图像上呈长 $T_1$、稍长 $T_2$ 信号，增强扫描可见明显均匀或不均匀强化，结合相关病史多数可做出诊断。MRI 的主要作用是对肿瘤进行准确的分期，以指导临床下一步治疗方案的制定及后续的治疗后复查。

发生于肛周的病变，若侵犯肛管括约肌或肛提肌等控便肌肉时，可引起排便失禁等症状，严重影响患者的生活质量。肛提肌、耻骨直肠肌等肌肉对于控制肛门排便有非常重要的作用，邻近组织器官的病变应留意是否有控便肌肉的受累，肛周手术时亦需尽可能保持其完整性。MRI 具有软组织分辨率高、多平面成像的特点，对于肛周解剖结构的显示具有明显的优势，结合 DWI，更能准确发现病灶，并能较好地评价其位置、范围、信号改变以及周围组织的受累情况，同时通过多序列间的对比（如常规 $T_2WI$ 和 $T_2WI$ 脂肪抑制、同反相位图像之间的对比）等，可明确病灶内软组织、水分、脂质成分、脓液及周围组织炎症的存在与否，可有效指导临床下一步治疗方案的制定、实施，有利于外科手术的顺利施行。

本例肛周恶性肿瘤组织水分子弥散明显受限，DWI 序列显示为斑片状高信号，相应 ADC 图呈低信号，且 ADC 值较低，融合图像能清晰显示肛周结节灶，提示肿瘤复发，为临床下一步治疗提供影像学依据。

## 4.6　间质瘤

### 4.6.1　胃肠道间质瘤（直肠）

患者男，72 岁。因发现结直肠占位 3 年余入院。3 年前无明显诱因出现粪便变形，便秘，伴偶尔血便，至当地医院直肠镜检查示：降结肠、乙状结肠、直乙交界距离肛门 18~20 cm 处见赘生物。病理示：低度恶性直肠间质瘤。当时 CT 示盆腔巨大外生型间质瘤，因肿瘤较大，无法保肛，未行手术治疗，遂开始口服格列卫，每半年复查示肿瘤缩小。1 年后在医生指导下停药，后定期复查未见复发及转移征象。3 个月前患者再次出现排便困难，为进一步诊治入院。

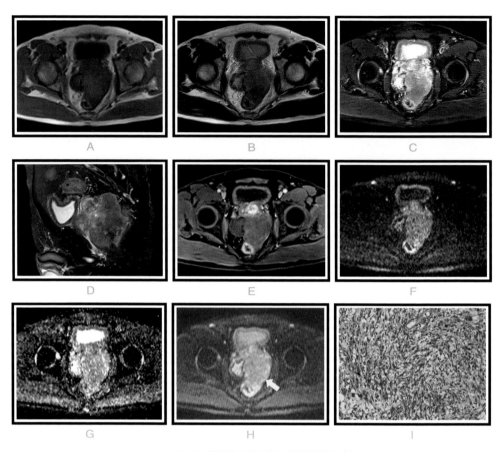

**图 4.6.1　胃肠道间质瘤 MRI 及病理图**

A—轴位 $T_1WI$；B—轴位 $T_2WI$；C—轴位脂肪抑制 $T_2WI$；D—矢状位脂肪抑
制 $T_2WI$；E—轴位脂肪抑制 $T_1WI$ 增强；F—轴位 DWI（b=800）；G—轴位 ADC 图；
H—轴位融合图像；I—病理图（HE×200）

**影像所见**

直肠膀胱间隙内可见一较大不规则软组织肿块影，边界欠清
（7.0 cm×5.2 cm），信号不均匀，$T_1WI$ 呈稍低至等信号（图 4.6.1 A）；
$T_2WI$ 及抑脂 $T_2WI$ 呈等至稍高信号（图 4.6.1 B~D）；增强扫描病灶呈中
等强化（图 4.6.1 E），邻近直肠、前列腺及精囊腺受压、粘连，界限不清，
直肠肠腔明显狭窄；DWI：盆腔病灶呈稍高信号（图 4.6.1 F）；ADC 图：
相应盆腔病灶呈稍低信号（图 4.6.1 G），ADC 值 $1.125×10^{-3}$ mm²/s；融合
图像提示病灶为恶性（图 4.6.1 H 黄色箭头）。

MRI 诊断：直肠及周围间隙恶性间质瘤。

病理

入院后取病理活检，镜下见肿瘤细胞呈梭形，胞质丰富，红染；核大，染色质粗；核膜、核仁不清晰，核分裂多见，>20/10 HPF。并见多量瘤巨细胞。肿瘤间质血管丰富，并有广泛黏液变性（图4.6.1 H）；免疫组化：CD117（+）、CD34（+），Vimentin（+），Desmin（-），DOG-1（+），Ki-67>50%。病理诊断：（直肠）恶性胃肠间质瘤。

分析与讨论

胃肠道间质瘤（gastrointestinal stromal tumor，GIST）是消化道最常见的间叶源性肿瘤，占全部胃肠道肿瘤的 1%~3%，从食管到直肠的消化道任何部位均可发生，也可发生于网膜、系膜和腹膜后，其中以胃最为常见，其次为小肠、结肠、食管及腹腔等其他部位。生长方式以腔外生长为主，因此，较大肿瘤也很少产生消化道梗阻[12]。

MRI 主要表现：病灶在胃肠道腔外生长，可侵入系膜、包绕邻近肠管和膀胱，较小肿瘤多为均匀信号，增强后显著均匀强化；而较大肿瘤因囊变、坏死或液化而信号不均匀，与消化道相通时，肿瘤内可含气，有气 - 液平面，增强后表现为不均匀强化。肿瘤内钙化较为少见。

GIST 病理上分为良性、交界性以及低度或高度恶性，其恶性生物学行为主要表现为侵犯邻近结构及远处转移。肝脏是最常见的转移部位，其次为肠系膜，而淋巴结转移相对少见。DWI 通过判断病灶水分子弥散是否受限，在区分 GIST 的良、恶性方面有一定的帮助，有利于指导临床治疗方案的确定，且可在随访中观察疗效。

本例老年男性患者，因肿瘤巨大，完全切除无法保肛，故患者未行手术治疗，采取保守治疗加定期随访的治疗方案，近期复查发现肿瘤较前增大，常规 MRI 清晰显示直肠及膀胱间隙内较大不规则软组织影的范围及其与周围结构的关系，因肿瘤组织水分子弥散受限，DWI 序列显示为大片状稍高信号，相应 ADC 图呈稍低信号，且 ADC 值较低，融合图像进一步提示肿瘤恶性，为临床治疗方案的制定提供影像学依据。

鉴别要点

腺癌 以环形生长为主，易造成消化道梗阻，且淋巴结转移、腹水较为常见。

<u>胃肠道淋巴瘤</u> 多为环形生长，不易造成消化道梗阻，且多伴发淋巴结肿大。

### 4.6.2 胃肠道外间质瘤（腹腔）

患者女，46 岁。腹腔间质瘤多次治疗后复发。

2010 年 8 月患者无明显诱因渐有上腹部胀痛，进食后加重，于当地医院行腹部 MRI 检查提示腹腔巨大占位。

2011 年 1 月行腹腔肿块穿刺活检，病理提示胃肠间质瘤，免疫组化：CD117（+）、CD34（+），Vimentin（+），cytokeratin（−），S-100（+），VMA（+）。即开始口服格列卫治疗；期间定期复查腹部 CT、MRI 及 PET/CT 等检查，腹腔肿块渐有缩小及 PET/CT 显示活性受抑制。

2012 年 10 月复查腹部 MRI 提示腹腔肿块较前进展，全身 PET/CT 提示：左中上腹（胃壁外）巨大软组织肿块伴灶内团块状高代谢灶，考虑肿瘤复发，并腹腔内多发转移，肝脏多发转移灶。于是行微血管介入栓塞化疗，于 2013 年 1 月行左上腹腹腔间质瘤氩氦刀冷冻消融术 + 右下盆腔包块穿刺抽液 + 无水酒精注射术。2013 年 2 月底始服"索坦"（靶向治疗）。

2013 年 3 月复查腹部 MRI，结果参见图 4.6.2。

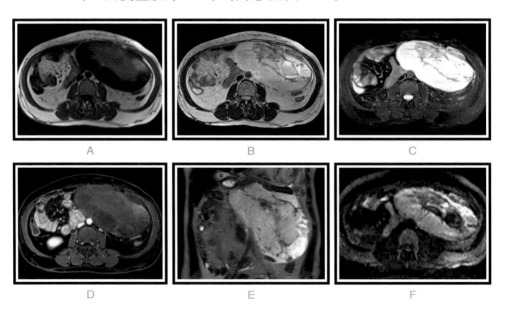

A　　　　　　　　　B　　　　　　　　　C

D　　　　　　　　　E　　　　　　　　　F

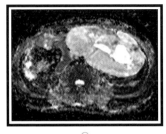
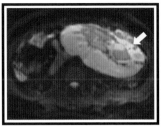
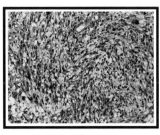

G　　　　　　　　　H　　　　　　　　　I

**图 4.6.2　胃肠道外（腹腔）间质瘤 MRI 及病理图**

A—轴位 $T_1WI$；B—轴位 $T_2WI$；C—轴位脂肪抑制 $T_2WI$；D—轴位脂肪抑制
$T_1WI$ 增强；E—冠状位 $T_2WI$；F—轴位 DWI 横断面（b=800）；G—ADC 图；H—
融合图像；I—病理图（HE×200）

影像所见

左中上腹见一巨大不规则软组织肿块影（17 cm×18 cm×24 cm），
边界尚清；信号不均匀，$T_1WI$（图 4.6.2 A）、$T_2WI$ 及抑脂 $T_2WI$（图 4.6.2 B、C、
E）均呈高、低、等混杂信号，其内可见多发斑点状、条状无信号钙化影；
周围肠管及胰腺受压移位，增强扫描肿块不均匀强化，中心部未见明显强
化（图 4.6.2 D）；DWI：左中上腹部巨大肿块，中心呈低信号，边缘部分
呈不均匀高信号（图 4.6.2 F）；ADC 图：相应巨大肿块中心部呈高信号，
ADC 值 $2.876×10^{-3}$ mm²/s（图 4.6.2 G）；巨大肿块边缘部分呈低信号（图
4.6.2 G），ADC 值 $0.850×10^{-3}$ mm²/s；融合图像提示病灶中心部分液化坏死，
边缘大部分肿瘤残留活性较强（图 4.6.2 H 黄色箭头）。

MRI 诊断：左中上腹巨大占位性病变，结合病史考虑为恶性间质瘤。

治疗与病理

2013 年 5 月行剖腹探查术、腹腔肿瘤切除、卵巢肿瘤切除、胃楔形切
除、肝肿瘤射频消融术。术后病理：（肠系膜周病灶）镜下见肿瘤细胞呈梭
形；胞质丰富，红染；核大，染色质粗；核膜、核仁不清晰，核分裂多见；
>20/10 HPF，并见多量瘤巨细胞，肿瘤间质血管丰富，并有广泛黏液变性（图
4.6.2 I）。免疫组化结果：CD117（+）、CD34（+），Vimentin（+），Desmin
（-），DOG-1（+），Ki-67>50%。病理诊断：（肠系膜）恶性胃肠间质瘤。

分析与讨论

胃肠道外间质瘤（extra-gastrointestinal stromal tumor，EGIST）源自胃
肠道外，与肠壁或内脏浆膜面无关的罕见间叶组织肿瘤，多数位于大网膜、
肠系膜和腹膜后腔，多见于中老年人，无明显性别差异。

本病临床表现无特异性，一般表现为腹痛、腹胀、消瘦、腹部包块等，因不直接累及消化道，临床很少出现消化道出血和梗阻症状。EGIST 与 GIST 具有相似的组织形态、免疫表型及分子生物学特征，在病理和免疫组织化学特点上相似；两者 MRI 表现亦相似，良性病灶平扫信号均匀，强化均匀，恶性病灶可见坏死、囊变，不均匀强化，部分病灶内可见条状的肿瘤血管；EGIST 及较大的外生型 GIST 可见肿瘤周围的肠管受压推移；EGIST 易发生转移，以肝转移为主，淋巴结转移少见，与 GIST 相似 [13]。

MRI 可提示 EGIST 的生长情况及其与周围结构的关系，并清晰显示肿瘤内坏死囊变与出血的范围，预测肿瘤的良、恶性，早期发现有无肠系膜、网膜、腹膜和骨骼的转移及检测肿瘤治疗后的效果。

DWI 作为一种功能磁共振成像技术，可反映水分子的扩散运动，已成为腹部肿瘤检查的重要手段，恶性 EGIST 的细胞密度较高，水分子扩散受限明显，DWI 呈高信号，并能通过 ADC 值对肿瘤的良、恶性进行定量评估。本例患者腹腔恶性胃肠间质瘤经过综合治疗后，DWI 序列显示肿块中心呈大片状等信号，边缘部分呈高信号，病灶中心在相应的 ADC 图上呈高信号；边缘呈稍低信号，且 ADC 值较低，融合图像提示病灶中心部分液化坏死，边缘大部分肿瘤残留，为临床下一步治疗计划的制定提供影像学依据。

EGIST 需与发生在网膜、肠系膜、腹膜后及腹盆腔的其他肿瘤如脂肪肉瘤、恶性纤维组织细胞瘤、平滑肌肉瘤、淋巴瘤等相鉴别。

鉴别要点

去分化型脂肪肉瘤　多见于腹膜后，肿块密度均匀，明显强化、内有点状及分支状钙化与脂肪成分，而 EGIST 则无脂肪灶，钙化少见，囊变坏死多见。

恶性纤维组织细胞瘤　体积较大，边界清晰，瘤内可见分隔、囊变及出血，可伴有钙化。

平滑肌肉瘤　女性多见，体积较大，易出现坏死囊变，信号极不均匀，增强后显著不均匀强化，其强化程度一般较 EGIST 更明显。

淋巴瘤　腹膜后大血管周围、胰周间隙或肠系膜诸多淋巴结增大，并融合呈均质的分叶状肿块，信号均匀，将邻近动静脉包绕，与强化的血管形成典型的"三明治"征。

## 4.7 原发性肝细胞癌

### 4.7.1 原发性肝细胞癌（结节型）

病例 1

患者男，56 岁。1 个月前体检发现 AFP 明显升高（225.6 IU/L），遂行上腹部 CT 检查示：肝左右叶交界处肿块，门诊以肝癌收住院；既往有乙型肝炎病毒携带史，历时 30 年。

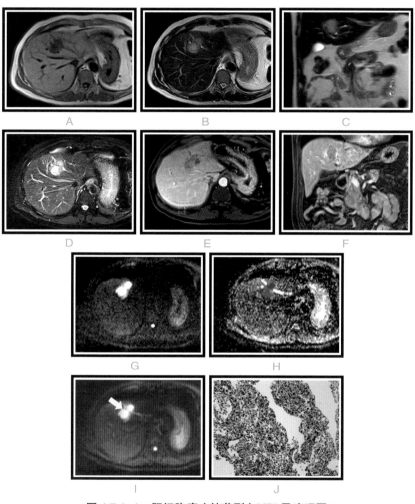

**图 4.7.1-1　肝细胞癌（结节型）MRI 及病理图**

A—轴位 $T_1WI$；B—轴位 $T_2WI$；C—冠状面 $T_2WI$；D—轴位脂肪抑制 $T_2WI$；E—轴位脂肪抑制 $T_1WI$ 增强；F—冠状面脂肪抑制 $T_1WI$ 增强；G—轴位 DWI（b=800）；H—ADC 图；I—融合图像；J—病理图（HE×100）

**影像所见**

肝S4见一结节病灶，$T_1WI$呈低信号（图4.7.1-1 A）；$T_2WI$及抑脂$T_2WI$呈高信号（图4.7.1-1 B~D），边界尚清晰，信号略不均匀；增强扫描病灶不均匀轻度强化（图4.7.1-1 E、F）；DWI：肝脏结节灶呈高信号（图4.7.1-1 G）；ADC图：相应结节灶呈低信号（图4.7.1-1 H），ADC值$0.692 \times 10^{-3}$ $mm^2/s$；融合图像提示恶性肿瘤（图4.7.1-1 I黄色箭头）。

MRI诊断：肝S4占位性病变，考虑为原发性肝细胞癌（结节型）。

**治疗与病理**

入院后行B超引导下肝脏病灶活检+冷冻消融术，过程顺利。病理：肝组织结构破坏，癌细胞体积大；胞质丰富，红染，部分胞质透明；核卵圆形，深染，核分裂多见。癌细胞呈梁索状排列，间质血窦丰富（图4.7.1-1 J）。免疫组化结果：Hep（+），P504S（−），AFP（−），CEA（−），CK19（−），P53（+），Villin（+），Ki-67（>30%+）。病理诊断：（肝脏）肝细胞性肝癌，中分化。

**病例2**

患者男，47岁。因发现肝脏占位1月余入院。患者既往健康，否认肝病史，有饮酒史20余年（每天平均500 ml）。1个月前常规体检行肝脏B超示肝右叶占位性病变，查AFP 2376 IU/ml。

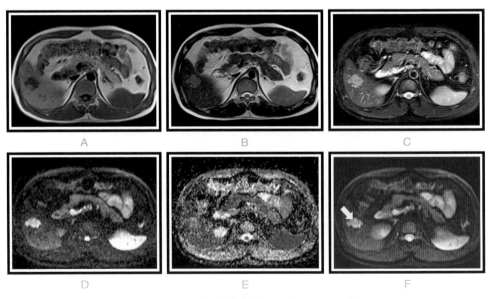

**图4.7.1-2　原发性肝细胞癌（结节型）MRI图像**

A—轴位$T_1WI$；B—轴位$T_2WI$；C—轴位脂肪抑制$T_2WI$；D—轴位DWI（b=800）；E—轴位ADC图；F—融合图像

影像所见

肝 S5 可见不规则结节病灶（3.5 cm×2.3 cm），边界清晰；$T_1WI$ 呈低信号（图 4.7.1-2 A）；$T_2WI$ 及抑脂 $T_2WI$ 呈高信号（图 4.7.1-2 B、C）；DWI：病灶呈稍高至高信号（图 4.7.1-2 D）；ADC 图：相应病灶 DWI 高信号区呈低信号（图 4.7.1-2 E），ADC 值 $0.774\times10^{-3}$ mm²/s，相应病灶 DWI 稍高信号区呈稍低信号（图 4.7.1-2 E），ADC 值 $1.481\times10^{-3}$ mm²/s；融合图像提示，病灶为恶性（图 4.7.1-2 F 黄色箭头）。

MRI 诊断：肝右叶占位性病变，考虑为原发性肝细胞癌（结节型）。

分析与讨论

原发性肝细胞癌（hepatocellular carcinoma，HCC）是最常见的恶性肿瘤之一，我国是 HCC 的高发地区，发病率位居恶性肿瘤第二位，死亡率较高，严重危害人们的身体健康。根据肉眼形态所见，原发性肝细胞癌可分为弥漫型、块状型、结节型及小肝癌型四个类型，其中，结节型肝癌是指病灶直径 3~5 cm。

肝癌的早期发现与治疗对改善患者生存率及其预后至关重要，肿瘤组织分化程度是影响预后的因素之一，对不同分化程度肝癌影像学的早期认识，并找到一种能反映其不同分化程度的无创性影像学诊断方法，对患者预后的评估、治疗方法的选择具有重要的临床意义。MRI 检查以其组织分辨率高、无创性优势在肝癌的诊断中发挥着重要的作用。

肝癌结节在 $T_1WI$ 呈稍低、等、稍高信号，$T_2WI$ 呈稍高信号，而肝硬化退变结节在 $T_2WI$ 呈低信号，这一特点是鉴别肝癌的一个重要特征。肝硬化结节经过再生结节（RN），低级别不典型增生结节（LGDN），高级别不典型增生结节（HGDN），最终演变成肝癌。值得注意的是结节内的血供变化，再生结节主要为门脉供血，不典型增生结节大多为门脉供血，但部分不典型增生结节，特别是 HGDN，可有较多的动脉供血。从 LGDN 到 HGDN，动脉供血逐渐增多，HCC 动脉供血增加更多，熟悉肝硬化结节与肝癌结节的血供特点有助于鉴别诊断。MRI 动态增强大大提高了对小病灶的检测能力，但仅 70% 的肝癌有丰富的肝动脉供血，在动脉期强化才得以检出，其余 30% 乏血供的肝癌与其他局灶性病变，如果体积小仍容易漏诊。$T_2WI$ 是目前显示病灶较敏感的序列，但仍然不能显示微小病灶。易与正常组织混淆，动态扫描时各期强化不明显，尤其对发生在慢性肝病基础上的各种结节的定性诊断仍有一定困难。

DWI 作为一种功能成像技术，与常规以形态学和血流动力学为基础的影像技术有明显不同，可在分子水平对生物体的组织结构和功能状态进行无创性评价。近年来，DWI 及其 ADC 值在肿瘤的诊断方面得到广泛应用，且 DWI 能显示常规 MRI 不能显示的微小病灶。由于肝癌细胞的功能与代谢的异常，肿瘤组织内水分子弥散程度与正常肝组织有差异，因此可通过测量病灶的 ADC 值来鉴别病灶的良、恶性，并可对小肝癌作出定性诊断[14,15]。本例患者 DWI 序列显示团片状稍高信号，相应 ADC 图呈不均匀稍低信号，且 ADC 值较低，融合图像能更清晰地显示病灶，提示肿瘤组织代谢活跃。

### 4.7.2  原发性肝细胞癌（巨块型）

病例 1

患者男，54 岁。近 3 周无明显诱因出现体形消瘦，无发热，无恶心呕吐，无腹胀、腹痛等不适，未予重视。4 天前出现右上腹疼痛，外院 CT 发现肝脏多发占位，AFP 35.4 IU/ml。门诊拟肝脏占位收住院。既往有 10 余年乙肝病毒携带史。

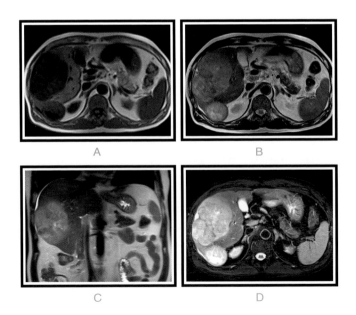

A                    B

C                    D

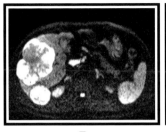
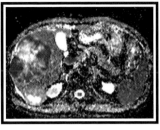
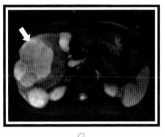

| E | F | G |

**图 4.7.2-1 巨块型肝细胞癌 MRI 图像**

A—轴位 $T_1WI$；B—轴位 $T_2WI$；C—冠状面 $T_2WI$；D—轴位脂肪抑制 $T_2WI$；E—
轴位 DWI（b=800）；F—ADC 图；G—融合图像

**影像所见**

肝 S5 及 S6 各见一类圆形肿块，$T_1WI$ 呈不均匀低信号（图 4.7.2-1 A）；$T_2WI$ 及抑脂 $T_2WI$ 呈不均匀高信号（图 4.7.2-1 B~D），边界尚清晰，S5 病灶较大，部分向肝外生长，突出肝表面；DWI：肝 S5 病灶边缘部分呈高信号，中心呈低信号（图 4.7.2-1 E）；ADC 图：病灶边缘部分呈低信号，ADC 值 $0.518 \times 10^{-3}$ mm²/s（图 4.7.2-1 F），病灶中心部分呈高信号，ADC 值 $2.424 \times 10^{-3}$ mm²/s；融合图像示肝内肿瘤活性较强，尤其是肿块边缘部分活性更强，中央部分肿瘤呈坏死改变，活性较弱（图 4.7.2-1 G 黄色箭头）。

DWI：腹膜后肿大淋巴结呈高信号（图 4.7.2-1 E），ADC 图：病灶呈稍低至低信号，ADC 值（0.507~1.137）$\times 10^{-3}$ mm²/s（图 4.7.2-1 F）；融合图像示腹膜后淋巴结活性较强，提示为转移性淋巴结（图 4.7.2-1 G）。

MRI 诊断：肝右叶巨块型肝癌并肝右叶子灶及腹膜后淋巴结转移。

**病例 2**

患者男，58 岁。2012 年 5 月始无明显诱因出现双下肢水肿，无腹胀、腹痛，无黄疸，无恶心、呕吐；2012 年 6 月于当地医院行腹部超声检查提示肝巨大占位，查 AFP 117.22 g/L，自服中药治疗，双下肢水肿未能缓解并继续加重；既往有 30 余年肝病病史。

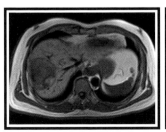
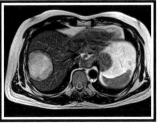
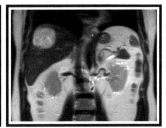

| A | B | C |

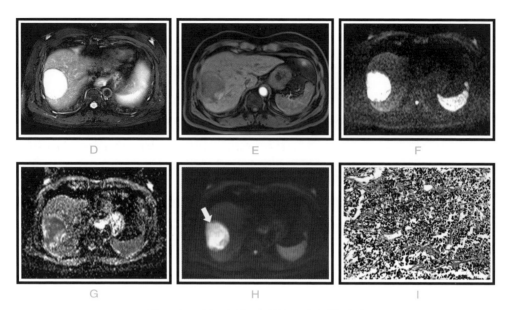

**图 4.7.2-2　巨块型肝细胞癌 MRI 及病理图**

A—轴位 $T_1WI$；B—轴位 $T_2WI$；C—冠状面 $T_2WI$；D—轴位脂肪抑制 $T_2WI$；E—轴位脂肪抑制 $T_1WI$ 增强；F—轴位 DWI（b=800）；G—轴位 ADC 图；H—融合图像；I—病理图（HE×100）

### 影像所见

肝 S8 可见一类圆形病灶，$T_1WI$ 呈不均匀低信号（图 4.7.2-2 A）；$T_2WI$ 及抑脂 $T_2WI$ 呈不均匀高信号（图 4.7.2-2 B~D），边界清晰，内见少许 $T_1WI$ 高信号区；增强扫描病灶呈不均匀明显强化（图 4.7.2-2 E）；DWI：肝右叶病灶大部分呈高信号，其间夹杂少许斑点状低信号（图 4.7.2-2 F）；ADC 图：相应肿块 DWI 高信号区呈低信号，ADC 值 $0.973 \times 10^{-3}$ mm²/s（图 4.7.2-2 G），相应病灶 DWI 低信号区呈高信号，ADC 值 $1.825 \times 10^{-3}$ mm²/s；融合图像病灶活性较强，提示恶性（图 4.7.2-2 H 黄色箭头）。

MRI 诊断：肝右叶巨块型肝癌（病灶活性较强），合并局部少量出血可能。

### 治疗与病理

2012 年 9 月行肝癌介入栓塞术，注射药物（超液化碘油 10 ml，阿霉素 10 mg）。2012 年 9 月行肝脏肿瘤穿刺活检术＋氩氦刀冷冻术。术后病理：肝组织结构破坏，肿瘤细胞体积小；胞质少，红染；核圆形或椭圆形，深染，核膜、核仁不清晰，核分裂多见。肿瘤细胞略呈腺泡样结构排列，间质血管丰富（图 4.7.2-2 I）。免疫组化结果：CK（＋），Vim（＋），CD34（血管＋）、CD99（－）、CD31（－），SMA（－），S-100（－），Desmin（－），MyoD1（－），

CK7（-），Syn（-），CD56（-），P53（-），Villin（-），CK20（-），Ki-67（＞50%+）。病理诊断：（肝脏）肝细胞性肝癌，低分化。

病例3

　　患者男，46岁。2016年6月初开始无诱因出现右上腹疼痛，呈间歇性钝痛，在境外医院就诊，行全腹部CT检查诊断为肝癌并肝内转移；给予中草药治疗1周，之后开始口服索拉非尼治疗，患者腹痛症状逐渐缓解。为进一步诊治入院，查肿瘤标志物AFP：2514 IU/ml。

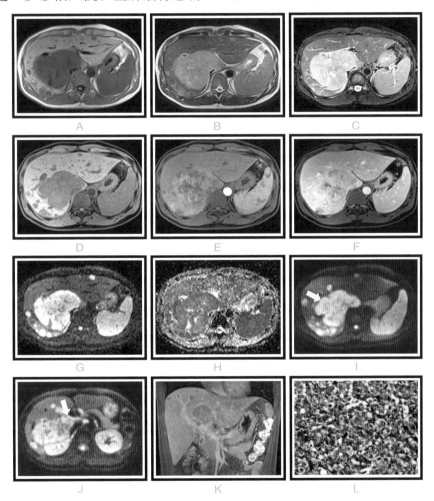

**图4.7.2-3　巨块型肝细胞癌MRI及病理图**

　　A—轴位T$_1$WI；B—轴位T$_2$WI；C—轴位脂肪抑制T$_2$WI；D—轴位脂肪抑制T$_1$WI；E—动态增强扫描动脉期；F—动态增强扫描门静脉期；G—轴位DWI（b=800）；H—轴位ADC图；I、J—融合图像；K—冠状位脂肪抑制T$_1$WI增强；L—病理图（HE×200）

**影像所见**

肝脏体积增大，肝脏右叶见异常信号影（11.7 cm×8.7 cm×10.3 cm），信号不均匀，$T_1WI$ 及抑脂 $T_2WI$ 呈等及略低信号（图 4.7.2-3 A、D）；$T_2WI$ 呈稍高信号（图 4.7.2-3 B）；脂肪抑制 $T_2WI$ 序列呈稍高信号（图 4.7.2-3 C），内见斑片长 $T_1$、长 $T_2$ 信号影；增强扫描动脉期病灶内呈不均匀强化，其内可见多条紊乱血管影（图 4.7.2-3 E），门静脉期肿块强化程度下降（图 4.7.2-3 F），其内见小片状无强化区；下腔静脉明显受压变窄，门静脉右后支受包绕，显影不清，冠状面可见门静脉右支内结节状充盈缺损（图 4.7.2-3 K）。肝实质内另可见多发结节状 $T_1WI$ 低信号，$T_2WI$ 稍高信号病灶，较大者（2.2 cm×2.1 cm）位于肝 S7，边界不清，增强扫描病灶边缘轻中度强化。

DWI：肝右叶巨大病灶呈不均匀高信号（图 4.7.2-3 G），ADC 图：相应病灶呈不均匀低信号（图 4.7.2-3 H），ADC 值 $0.997×10^{-3}$ $mm^2/s$。肝内多发结节灶 DWI 呈稍高信号，相应病变 ADC 图呈稍低信号（图 4.7.2-3 G、H），ADC 值 $1.015×10^{-3}$ $mm^2/s$。融合图像示，肝右叶巨大病灶及肝内小结节灶均提示为恶性肿瘤（图 4.7.2-3 I、J 黄色箭头）。

MRI 诊断：肝右叶巨大占位性病变，考虑为原发性肝细胞癌，并肝内多发子灶；门静脉右支、下腔静脉侵犯并门静脉右支癌栓形成。

**治疗与病理**

入院后行肝脏病灶穿刺活检，病理示：肝组织结构破坏，癌细胞体积大；胞质丰富，红染；部分胞质透明；核卵圆形，深染，核膜、核仁清晰，核分裂多见。癌细胞呈梁索状排列，间质血窦丰富（图 4.7.2-3 L）。免疫组化结果：Hep（＋），P504S（－），AFP（－），CEA（－），CK19（－），P53（＋），Villin（＋），Ki-67（＞30%＋）。病理诊断：（肝脏）肝细胞性肝癌，中分化。

入院后先后行肝脏肿瘤微球介入栓塞术、肝脏肿瘤介入栓塞术（TAI），以及门脉癌栓 $^{125}I$ 粒子植入术。

**分析与讨论**

本组病例利用常规 MRI，可清晰显示肝脏病变情况，DWI 显示肿瘤呈不均匀高信号，内部片状坏死区呈低信号，相应 ADC 图呈不均匀低信号，且 ADC 值较低，内部坏死区呈高信号，相应 ADC 值较高，融合图像提示肿瘤组织具有较高活性，为临床治疗方案的制定提供影像学依据。

原发性肝细胞癌需与肝局灶性结节增生（FNH）、肝海绵状血管瘤、肝腺瘤、肝胆管细胞癌及肝脓肿相鉴别。

**鉴别要点**

**FNH** 少见，延迟强化的中心瘢痕为其特点，另外供血动脉是其另一特点，表现为肿块中心或周边粗大、扭曲血管影。

**肝血管瘤** "早进晚出"或"晚进晚出"的强化特点有助于与 HCC 鉴别。

**肝腺瘤** 好发于年轻女性，与口服避孕药有关，出血、囊变常见，肝腺瘤几乎均有包膜。

**肝胆管细胞癌** 好发于肝左叶，轻中度延迟强化的特点与 HCC 不同，且病灶内部及周围常可见扩张胆管。

**肝脓肿** 多有明确的高热病史。

### 4.7.3 肝癌肝移植术后肝内多发转移瘤

患者男，50 岁。2012 年 7 月体检发现肝脏占位，AFP 增高，并伴有体重下降约 5 kg，在外院诊断为肝癌，于 2012 年 9 月行原位肝癌移植术（经典原位式），手术顺利，病理诊断：肝细胞肝癌，低分化；术后复查 AFP 恢复正常。

2012 年 10 月开始行两个周期化疗，2013 年 6 月行靶向治疗，AFP 反复波动在 12~90 μg/L，并出现肝功能损害、乏力、食欲欠佳等不适，根据肝功能及 AFP 情况调整靶向药物。

2014 年 8 月 MRI 参见图 4.7.3。

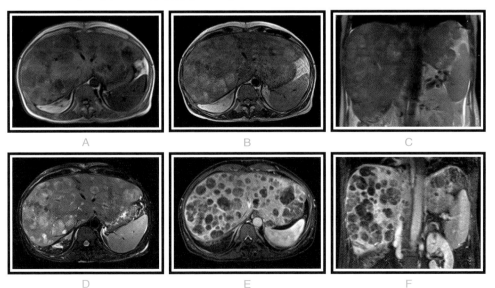

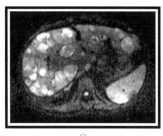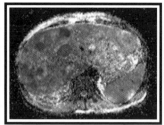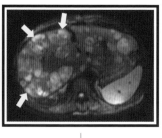

G       H       I

**图 4.7.3　肝癌肝移植术后肝内多发转移瘤 MRI 图像**

A—轴位 $T_1WI$；B—轴位 $T_2WI$；C—冠状面 $T_2WI$；D—轴位脂肪抑制
$T_2WI$；E—轴位脂肪抑制 $T_1WI$ 增强；F—冠状面脂肪抑制 $T_1WI$ 增强；G—轴
位 DWI（b=800）；H—ADC 图；I—融合图像

**影像所见**

　　肝内可见多发大小不等的类圆形结节，$T_1WI$ 呈低信号（图 4.7.3 A）；
$T_2WI$ 呈稍高信号（图 4.7.3 B、C）；脂肪抑制 $T_2WI$ 呈不均匀高信号（图
4.7.3 D）；增强扫描边缘或中心轻度强化（图 4.7.3 E、F）；DWI：肝内多
发病灶大部分呈高信号，部分病灶内呈稍低信号（图 4.7.3 G）；ADC 图：相
应 DWI 高信号病灶呈低信号（图 4.7.3 H），ADC 值 $0.630 \times 10^{-3}$ mm²/s，相应
DWI 病灶内稍低信号区呈稍高信号（图 4.7.3 H），ADC 值 $2.128 \times 10^{-3}$ mm²/s；
融合图像示肝内大部分病灶活性较强（图 4.7.3 I 黄色箭头）。

　　MRI 诊断：肝癌肝移植术后肝内多发转移瘤，大部分病灶活性较强。

**分析与讨论**

　　原位肝移植是目前公认的治疗终末期肝癌的有效方法。肝移植手术
复杂，术后并发症多见，磁共振作为一种安全、无创的影像成像技术，
可检测肝移植术后肝脏以及周围相应器官结构与功能改变。肝癌移植术
后肝内再发转移是其常见并发症，以前多采用 PET/CT 检查，但是其价格
昂贵，且需要注射含核素的对比剂，很多患者不能耐受，近年来，随着
MRI DWI 技术不断发展，加之其检查费用较低、无电离辐射、扫描速度
快及无需注射对比剂等优势，已广泛应用于肿瘤术前诊断、术后疗效以及
对转移状况的评估。

　　DWI 是一种 MRI 功能成像技术，比常规 MRI 能更早提供病理生理改
变的信息，是早期在细胞水平上诊断及评价疗效的检查手段。DWI 图像上，
肿瘤的信号强度主要取决于水分子的扩散情况，恶性肿瘤组织水分子扩散
受限表现为明亮高信号，正常肝脏则表现为低信号，故在 DWI 图上能清

晰显示病灶。DWI 对肝脏微小转移瘤的敏感性较高，能大大提高肝脏微小转移瘤灶的检出率。采用 DWI 及图像融合技术，能清晰显示本肝癌病例肝脏移植术后肝内转移瘤，病灶呈多发大小不等结节状的不均匀高信号，相应 ADC 图呈不均匀低信号，且 ADC 值较低。DWI 技术在肝移植术后肝脏功能及并发症评估方面的应用日益受到重视。

### 4.7.4 原发性肝细胞癌治疗后

患者男，56 岁。2015 年 7 月体检时发现 AFP 升高（＞1000 IU/ml），腹部 CT 检查提示：肝脏占位性病变。当时患者未行任何抗肿瘤治疗，2015 年 9 月复查 AFP＞4000 IU/ml，遂在当地医院行肝脏肿瘤 TACE 介入治疗，治疗后 2 周复查 AFP 下降至 2000 IU/ml，但治疗 1 月时复查 AFP 再次进行性升高，最高值＞5000 IU/ml。为进一步诊治入院。

2015 年 10 月复查 MRI，结果参见图 4.7.4。

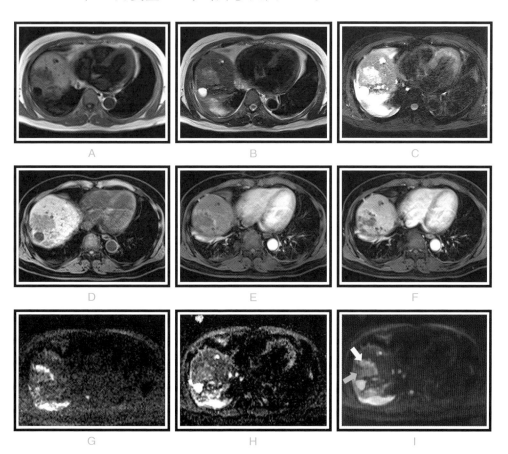

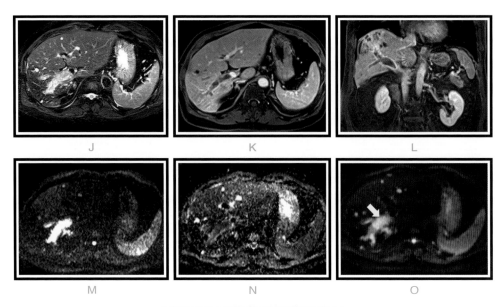

J    K    L

M    N    O

**图 4.7.4　肝癌治疗后 MRI 图像**

A—轴位 $T_1WI$；B—轴位 $T_2WI$；C—轴位脂肪抑制 $T_2WI$；D—轴位脂肪抑制 $T_1WI$；E—轴位脂肪抑制 $T_1WI$ 增强动脉期；F—轴位脂肪抑制 $T_1WI$ 增强静脉期；G—轴位 DWI（b=800）；H—ADC 图；I—融合图像；J—门静脉癌栓层面脂肪抑制 $T_2WI$；K、L—门静脉癌栓层面脂肪抑制 $T_1WI$ 增强；M—门静脉癌栓层面 DWI（b=800）；N—门静脉癌栓层面 ADC 图；O—门静脉癌栓层面融合图像

**影像所见**

肝 S8 近膈顶可见一不规则片状异常信号影（5.3 cm×4.2 cm），信号不均匀，$T_1WI$ 及抑脂 $T_2WI$ 呈低信号（图 4.7.4 A、D）；$T_2WI$ 呈稍高信号（图 4.7.4 B）；抑脂 $T_2WI$ 序列呈高信号（图 4.7.4 C）；增强后病灶大部分强化不明显，边缘可见少许不均匀强化，表现为动脉期强化明显，门脉期及延迟期快速衰减（图 4.7.4 E、F）；肝右叶另可见散在数个结节状、团块状 $T_1WI$ 低信号、$T_2WI$ 稍高信号影，较大者 1.8 cm×1.5 cm，增强后边缘不均匀强化。抑脂 $T_2WI$ 示门静脉右支及主干内可见条状稍高信号影，增强后可见充盈缺损（图 4.7.4 J、K、L）。

DWI：肝右叶 S8 病灶中心大部分呈等信号，边缘呈高信号（图 4.7.4 G）；ADC 图：相应病灶边缘高信号区呈低信号（图 4.7.4 H），ADC 值 $0.979×10^{-3}$ $mm^2/s$，相应病灶中心等信号区呈稍高信号（图 4.7.4 H），ADC 值 $1.480×10^{-3}$ $mm^2/s$；DWI：门静脉主干及右支内癌栓呈高信号（图 4.7.4 M）；ADC 图：相应门静脉癌栓呈低信号（图 4.7.4 N），ADC 值

$0.879 \times 10^{-3}$ mm²/s；融合图像提示肿瘤大部分坏死（图 4.7.4 I 绿色箭头），边缘仍残留较强活性（图 4.7.4 I 黄色箭头），并肝内多发子灶及门静脉癌栓（图 4.7.4 O 黄色箭头）。

MRI 诊断：肝右叶肝癌 TACE 术后改变，肿瘤大部分坏死，边缘仍残留较强活性；肝内多发子灶；门静脉癌栓形成。

*治疗*

入院后在 B 超引导下行肝脏肿瘤氩氦刀冷冻消融术 + 无水酒精消融术 +¹²⁵I 粒子植入术。

*分析与讨论*

肝癌治疗有手术、非手术及联合治疗等方案。由于肝癌有丰富的侧支循环且具有肿瘤多中心起源的可能，部分纤维间隔及包膜下残留的肿瘤细胞是肿瘤复发的根源，因此如何及时有效地评估疗效是提高生存率的关键。

评估临床疗效的影像学方法有很多，其中 DWI 技术是一项可以反映组织病理、生理变化的功能成像技术，其在评估肿瘤疗效方面的作用备受重视。

DWI 是一项能无创检测活体生物体内水分子运动状态的改变而反映组织结构和细胞密度等信息的 MRI 技术，该序列既能通过组织不同的信号强度观察形态学改变，又能通过测量 ADC 值对组织进行量化分析，属于形态和功能双重成像技术。HCC 的肿瘤细胞密集，组织间隙小，其内部水分子运动受限，癌灶在 DWI 呈高信号，ADC 值较低。肝癌经介入、射频、γ 刀等非传统手术治疗后直接或间接导致肿瘤细胞的凋亡、坏死、细胞膜的破裂及细胞核的溶解，使细胞外间隙增加，水分子运动不受限，水的扩散系数增加，因此治疗后的病灶在 DWI 呈低信号，ADC 值升高，目前评估非手术疗效的重要指标就是肿瘤坏死的程度，可以利用治疗前后 ADC 值的变化来间接反映肿瘤的坏死程度，ADC 值越高，肿瘤坏死越明显，治疗效果越好，病灶越稳定，从而达到评估原发性肝癌非手术疗效的目的[16,17]。

## 4.8 肝胆管细胞癌

### 4.8.1 肝胆管细胞癌

病例 1

患者男，58 岁。发现肝脏占位 22 个月，2 个月前出现无明显诱因的腹部胀痛，可自行缓解，伴有发热，无寒战，无恶心、呕吐，无咳嗽、咳痰，无腹胀、腹泻及血便，遂到当地医院就诊，行 CT 检查提示肝脏占位。未予任何对症处理。1 周前患者出现全身瘙痒，皮肤、巩膜黄染，尿黄，食欲减退，体重明显下降（较前减少 12 kg），为进一步诊治入院。

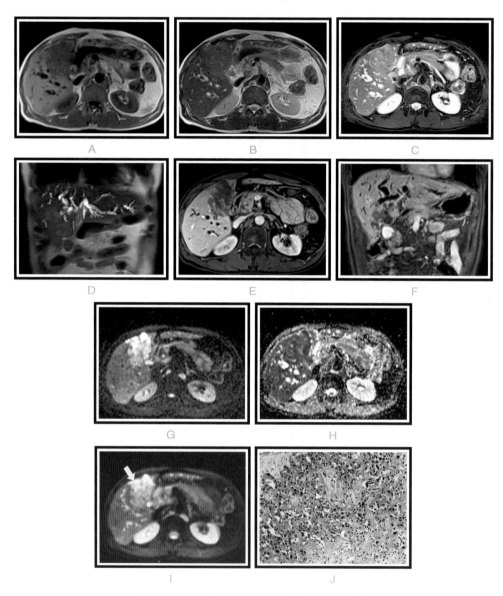

**图 4.8.1-1　肝胆管细胞癌 MRI 及病理图**

A—轴位 $T_1WI$；B—轴位 $T_2WI$；C—轴位脂肪抑制 $T_2WI$；D—冠状面脂肪抑制 $T_2WI$；E—轴位脂肪抑制 $T_1WI$ 增强；F—冠状脂肪抑制 $T_1WI$ 增强；G—轴位 DWI（b=800）；H—ADC 图；I—融合图像；J—病理图（HE×200）

影像所见

肝 S4、S5 见片状不均匀信号影，边界欠清，$T_1WI$ 呈等低混杂信号（图 4.8.1-1 A）；$T_2WI$ 及抑脂 $T_2WI$ 呈等、稍高混杂信号（图 4.8.1-1 B~D）；增强扫描病灶呈不均匀轻中度强化，以边缘强化为主（图 4.8.1-1 E、F）；肝内胆管明显扩张；肝门区及腹膜后见肿大淋巴结 $T_1WI$ 呈等信号、$T_2WI$ 呈稍高信号影；增强扫描呈轻度强化。

DWI：肝内肿块呈高信号（图 4.8.1-1 G）；ADC 图：相应肿块呈低信号（图 4.8.1-1 H），ADC 值 $0.834 \times 10^{-3}$ $mm^2/s$；DWI：腹膜后及肝门区肿大淋巴结呈高信号（图 4.8.1-1 G）；ADC 图：相应肿大淋巴结呈低信号（图 4.8.1-1 H），ADC 值 $0.948 \times 10^{-3}$ $mm^2/s$；融合图像提示肝内病灶及腹膜后淋巴结均为恶性病变（图 4.8.1-1 I 黄色箭头）。

MRI 诊断：肝内胆管细胞癌并腹膜后、肝门区多发淋巴结转移。

病理

穿刺活检病理：肝组织结构破坏，癌细胞体积中等；胞质丰富，红染；核大，深染，核膜、核仁不清晰，可见核分裂。癌细胞呈小腺管状排列（图 4.8.1-1 J）。免疫组化结果：CK7（+）、CK19（+），CEA（+），P504S（+），Villin（-），CD10（-），CK20（-）。病理诊断：符合（肝脏）胆管细胞癌。

病例 2

患者女，62 岁。因发现肝脏占位 1 个月入院。1 个月前体检时 B 超发现肝脏占位，进一步 CT 检查示，肝脏左叶占位性病变。

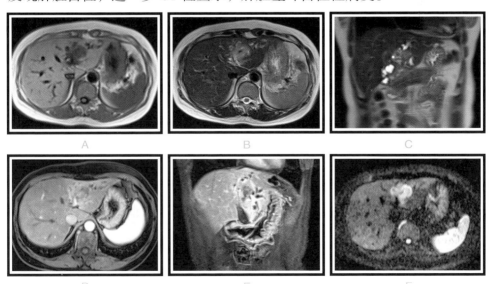

A  B  C

D  E  F

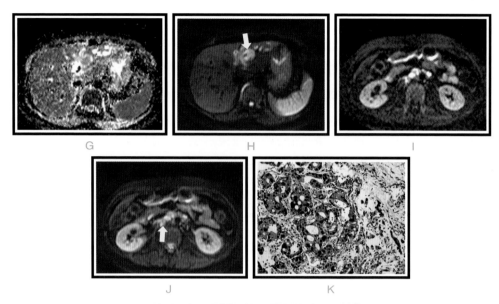

**图 4.8.1-2　肝胆管细胞癌 MRI 及病理图**

A—轴位 $T_1WI$；B—轴位 $T_2WI$；C—冠状面 $T_2WI$；D—轴位脂肪抑制 $T_1WI$ 增强；
E—冠状面脂肪抑制 $T_1WI$ 增强；F—轴位 DWI（b=800）；G—ADC 图；H—融合图像；
I—轴位 DWI（b=800，腹膜后淋巴结层面）；J—融合图像（腹膜后淋巴结层面）；
K—病理图（HE × 200）

### 影像所见

肝 S2 见片状不均匀信号影，沿胆管走行，边界欠清，$T_1WI$ 呈低信号（图 4.8.1-2 A）；$T_2WI$ 呈高信号（图 4.8.1-2 B、C）；增强扫描（图 4.8.1-2 D、E）呈不均匀轻中度强化，以边缘强化为主，远侧肝内胆管明显扩张；DWI：病灶呈稍高至高信号（图 4.8.1-2 F）；ADC 图：病灶呈低信号（图 4.8.1-2 G），ADC 值 $1.051 \times 10^{-3}$ mm²/s；融合图像示肝内病灶活性较强，提示恶性（图 4.8.1-2 H 黄色箭头）。腹膜后多发肿大淋巴结 DWI 呈高信号，融合图像亦提示为淋巴结转移（图 4.8.1-2 I、J 黄色箭头）。

MRI 诊断：肝左外叶周围型胆管细胞癌，并左外叶肝内胆管扩张。

### 治疗与病理

入院后行肝脏肿瘤活检＋氩氦刀冷冻消融术，过程顺利。病理示：肝结构破坏，癌细胞体积大；胞质丰富，红染；核大，深染，部分有核仁，核分裂多见；并见瘤巨细胞，癌细胞呈不规则腺管状排列（图 4.8.1-2 K）。免疫组化：CK7（＋）、CK19（＋），CEA（＋），P504S（＋），Villin（－），CD10（－），CK20（－）。病理诊断：符合（肝脏）胆管细胞癌。

**分析与讨论**

肝内周围型胆管细胞癌（intrahepatic peripheral cholangiocarcinoma，IHPCC）好发于 50~70 岁，40 岁以下发病者少见，临床症状不典型，早期常无明显症状，临床诊断困难。IHPCC 的发病机制尚未明了，目前多认为与长期的肝内胆管结石合并感染、硬化性胆管炎、华支睾吸虫感染、先天性胆管囊肿等有关。

周围型胆管细胞癌起源于肝内小胆管或末梢胆管，生长方式有肿块型、浸润狭窄型和腔内型，多伴有周围胆管的扩张。组织学上主要由纤维组织、恶性肿瘤细胞与坏死组织构成，不同组织类型与区域肿瘤的各种成分所占比例及分布特点明显不同。MRI 图像上，恶性肿瘤细胞、纤维组织呈 $T_1WI$ 低信号、$T_2WI$ 低信号；当肿瘤囊变、出血、坏死时信号混杂；MRI 增强扫描的强化方式与纤维组织、恶性肿瘤细胞、坏死组织的成分有关，动脉期强化与恶性肿瘤细胞的区域、分布特点有关，延迟期强化与纤维组织的成分所占的比例有关，大多数病例表现为轻中度延迟强化[18]。本组患者 DWI 序列显示病灶呈片状高信号，相应 ADC 图呈不均匀稍低信号，且 ADC 值较低，融合图像清晰显示肝内及腹膜后淋巴结活性较强，为临床治疗方案的制定提供影像学依据。

周围型胆管细胞癌需要与炎症坏死期炎性假瘤、硬化型肝细胞癌及胃肠道转移性腺癌等鉴别。

**鉴别要点**

**炎症坏死期炎性假瘤**　可见残留组织形成的分隔，壁及分隔强化规整，炎性病灶可见延迟强化的纤维包膜，另外病灶不伴周围胆管扩张。

**肝细胞癌**　通常有包膜，且境界相对清晰，肝细胞癌与胆管细胞癌混合存在时，影像诊断困难；当发现肝内肿块兼具两者影像特征，影像特征与血清肿瘤标记物结果不符时，应考虑两者混合存在的可能。

**源自胃肠道转移性腺癌**　特别是瘤内含丰富纤维和胶原等间质成分且为单发肿块时，与周围型肝内胆管细胞癌鉴别困难，需要结合病理、免疫组织化学检查。

## 4.8.2　肝门部胆管癌治疗后复发

患者男，50 岁。2013 年 4 月因皮肤及巩膜黄染在当地医院就诊，腹部 MRI 检查提示肝门部胆管癌，即行肝门部胆管癌根治术，术后病理：胆管腺癌。术后行 GP 方案（吉西他滨＋顺铂）化疗 8 个周期。2014 年 7 月复查 MRI：肝门区软组织肿块并肝内胆管扩张，考虑胆管癌复发并转移可能。

2014 年 8 月上腹部 MRI 检查参见图 4.8.2。

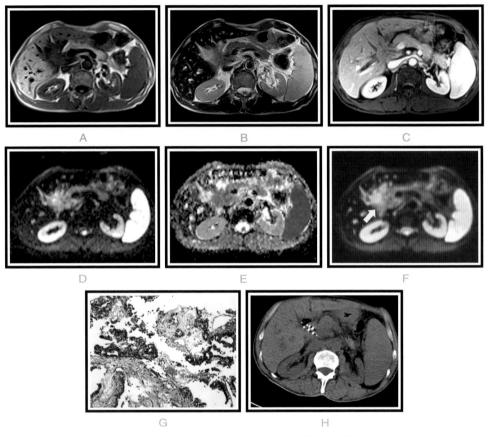

**图 4.8.2　肝门部胆管癌复发的 MRI 与病理图及复查 CT 图**

A—轴位 $T_1WI$；B—轴位 $T_2WI$；C—轴位脂肪抑制 $T_1WI$ 增强；D—轴位 DWI（b=800）；E—ADC 图；F—融合图像；G—病理图（HE×100）；H—治疗后复查 CT 图像

**影像所见**

肝门区可见一不规则团块状病灶（4.5 cm×2.6 cm），$T_1WI$ 呈略低信号（图 4.8.2 A）；$T_2WI$ 呈稍高信号（图 4.8.2 B）；增强后可见不均匀强化（图 4.8.2 C）；病灶边缘模糊不清，邻近肝门区可见数个肿大淋巴结影，与肿块粘连、融合，包绕肝门区血管，下方与十二指肠及胰头粘连不清。DWI：肝门区病灶呈稍高信号（图 4.8.2 D）；ADC 图：肝门区病灶呈稍低信号（图 4.8.2 E），ADC 值 $1.147×10^{-3}$ mm²/s；融合图像提示肝门区病变活性较强，提示恶性（图 4.8.2 F 黄色箭头）。

MRI 诊断：肝门部胆管癌术后复发。

### 治疗与病理

入院后行肝门部肿瘤活检及 $^{125}$I 粒子植入术，在肝脏肿瘤靶区植入 $^{125}$I 粒子 15 粒，术程顺利（图 4.8.2 H）。病理示：胆管壁组织结构破坏。癌细胞体积较小；胞质丰富，红染；核小，圆形，深染，可见少数核分裂。癌细胞呈乳头状和不规则腺管状排列（图 4.8.2 G）。免疫组化结果：CK7（+）、CK19（+）、CK20（-），Villin（+），P53（+），CEA（+），Ki-67（约 10%+）。病理诊断：病变符合（胆管）中分化腺癌。

### 分析与讨论

肝门部胆管癌（hilar cholangiocarcinoma）是指原发于胆囊管开口与左、右二级肝管起始部之间的胆管癌。患者多起病隐匿，发病的早期主要表现为右上腹或上腹部不适，随着病情的进展，出现黄疸、消瘦，大部分患者的黄疸呈进行性加重，这类患者有时易延误诊断与治疗。

肝门部胆管癌影像学诊断依据两个基本征象：胆管梗阻征象和肿瘤占位征象。MRI 主要表现为肝内胆管不同程度扩张、肝门部不规则软组织肿块，动态增强扫描颇具特征，肝门部软组织可见动脉期轻度强化，静脉期、延迟期强化程度增加呈缓慢持续强化，体现了癌组织动脉供血不丰富及富含纤维组织、细胞外间隙大的病理组织学基础。总之，不均匀的渐进性强化，明显的肝内胆管扩张，肝叶的萎缩及肝段的门静脉分支闭塞是肝门部胆管癌的主要特点。

胆管癌组织细胞排列紧密，细胞外间隙减小；加之细胞内大分子物质、细胞器丰富，水分子运动明显受限，DWI 呈高信号，因此，DWI 在肿瘤的诊断、治疗后随访复查中具有重要意义[19,20]。复发癌组织水分子弥散明显受限，本例患者常规 MRI 显示病灶范围不清，DWI 序列显示斑片状不均匀高信号，相应 ADC 图呈不均匀稍低信号，且 ADC 值较低，融合图像能更清晰地显示肝门区肿瘤复发，为进一步治疗提供影像学依据。

肝门部胆管癌需与肝门区的胆道结石、胆管炎及肝门部转移癌鉴别。

### 鉴别要点

胆道结石　典型表现为 $T_1WI$、$T_2WI$ 均为低信号，MRCP 表现为胆道内无信号区，增强后不强化。

胆管炎　　肝门部无肿块影，MRCP 亦可见胆管扩张或狭窄，但周围胆管扩张不明显。

肝门部转移癌　　可与肝门部胆管癌的表现类似，原发肿瘤病史有助于鉴别。

## 4.9　肝脏转移瘤

患者女，33 岁。因发现结肠癌并肝脏转移瘤 1 月余入院。患者 1 个月前无明显诱因始出现粪便带血，不伴有腹痛、腹泻，查 CEA 79.83 ng/ml，行肠镜检查发现结肠占位，活检病理为腺癌。

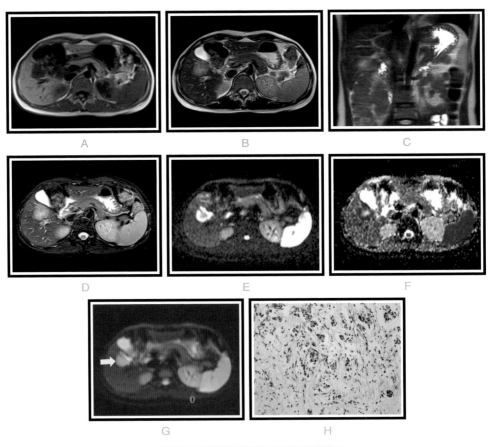

**图 4.9　肝脏转移瘤 MRI 及病理图**

A—轴位 $T_1WI$；B—轴位 $T_2WI$；C—冠状面 $T_2WI$；D—轴位脂肪抑制 $T_2WI$；E—轴位 DWI（b=800）；F—ADC 图；G—融合图像；H—病理图（HE×100）

肝 S5 见一结节病灶，$T_1WI$ 呈低信号（图 4.9 A）；$T_2WI$ 呈稍高信号（图 4.9 B、C），边界清晰，信号不均匀；脂肪抑制 $T_2WI$ 呈稍高信号（图 4.9 D）；DWI：肝 S5 结节灶中心呈低信号，边缘呈高信号（图 4.9 E）；ADC 图：相应病灶中心呈高信号（图 4.9 F），ADC 值 $1.917 \times 10^{-3}$ mm²/s，相应病灶边缘呈低信号（图 4.9 F），ADC 值 $0.832 \times 10^{-3}$ mm²/s。肝门区下腔静脉前可见一肿大淋巴结，DWI 呈高信号，ADC 图呈低信号，ADC 值 $1.042 \times 10^{-3}$ mm²/s；融合图像：肝内结节及肝门淋巴结均提示恶性（图 4.9 G 黄色箭头）。

MRI 诊断：肝脏转移瘤并肝门淋巴结转移。

入院后行腹腔镜结肠癌根治术、肝脏转移瘤活检及冷冻治疗。术后病理：乙状结肠中分化腺癌。肝脏病灶病理示：肝脏结构破坏，癌细胞体积中等；胞质丰富，红染；核大，深染，核膜、核仁不清晰，核分裂多见，癌细胞呈小条索状排列（图 4.9 H）。病理诊断：（肝脏）转移性腺癌。

肝脏是转移瘤好发的器官之一，全身各部位的恶性肿瘤均可经门静脉、肝动脉及淋巴途径转移到肝脏，原发肿瘤来自消化系统最多，多通过门静脉进入肝脏。转移瘤常保持原发肿瘤的组织结构特征，按血供情况可将肝脏转移瘤分为三类：血供丰富、血供中等及血供稀少。肝脏转移瘤大多数为少血供。

肝脏转移瘤多为多发圆形或类圆形异常信号影，$T_1WI$ 为低信号，$T_2WI$ 为高信号，典型表现为"靶征"或"牛眼征"，即在 $T_2WI$ 病灶中心可见到更高信号，表明含水量增加、坏死或伴有出血等。部分病灶可见瘤周"光环征"，即肿瘤周围 $T_2WI$ 略高信号环，表明瘤周水肿。在 $T_2WI$ 上，富血供的转移瘤也可出现"灯泡征"，与血管瘤鉴别困难。增强扫描肝脏转移瘤表现以边缘环形强化、内部低度强化为主要特征。

活体水分子扩散运动主要受生物膜结构的限制以及大分子物质对水分子的吸附作用影响，肿瘤的 ADC 值与细胞密度之间的相关性已被组织形态学分析证实。在 DWI 上，肿瘤的信号强度主要取决于水分子的扩散情况，恶性肿瘤组织水分子扩散受限明显而表现为明亮高信号，正常肝脏则表现为低信号，所以 DWI 能清晰显示转移瘤。PET/CT 价格昂贵，且对肝脏转移灶检测敏感性不高；DWI 对肝脏微小转移瘤的敏感性较高，能大大提高肝脏微小转移瘤的检出率[21]。此外，DWI 技术在肝脏转移瘤治疗后活性评估方面的应用被日益重视，正常肝组织、炎症反应带、残瘤灶中，ADC 值有依次降低的趋势，DWI 信号依次增高。

临床上对本病例采用 DWI 及融合图像技术，清晰显示肝内转移灶，病灶显示为不均匀高信号，相应 ADC 图呈不均匀低信号，且 ADC 值较低，融合图像能更清晰地显示肿瘤坏死区及肿瘤活性区。

## ◢ 4.10　肝脓肿

患者男，34 岁。因发现肝右叶占位性病变 2 周入院。患者于半个月前无诱因出现右上腹疼痛，持续性隐痛，夜间较明显，无恶心呕吐，无腹胀感，无腹泻便秘情况，食欲、睡眠均正常。在当地医院行 B 超检查未发现明显异常，10 天后当地医院 CT 检查，结果考虑：肝右叶占位性病变，性质待定，不除外肿瘤；为进一步诊治入院。

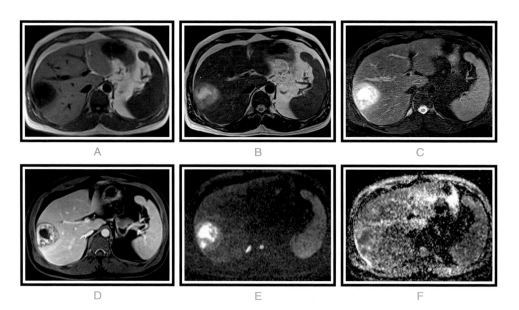

A B C

D E F

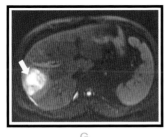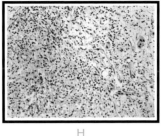

G H

**图 4.10　肝脓肿 MRI 及病理图**

A—轴位 $T_1WI$；B—轴位 $T_2WI$；C—轴位脂肪抑制 $T_2WI$；D—轴位脂肪抑制
$T_1WI$ 增强；E—轴位 DWI（b=800）；F—ADC 图；G—融合图像；H—病理图
（HE×100）

*影像所见*

肝 S8 可见一团块状异常信号影（5.0 cm×5.2 cm），边界清晰，病灶信
号欠均匀，在 $T_1WI$ 上呈低信号；中心呈更低信号（图 4.10 A），$T_2WI$ 病变
呈稍高信号，中心呈高信号（图 4.10 B）；脂肪抑制 $T_2WI$ 病灶中央呈极高
信号，边缘呈高信号（图 4.10 C）；增强扫描病灶呈中等不均匀环形强化，
其内可见多个大小不等的囊状强化影，分隔强化明显，中央无明显强化，
病灶边缘可见低信号包膜，病灶周围正常肝实质可见片状强化（图 4.10 D）；
DWI：肝右叶病灶中心区呈高信号，边缘呈稍高信号（图 4.10 E）；ADC 图：
相应病变中心区呈低信号（图 4.10 F），ADC 值 $0.663×10^{-3}$ mm²/s，相应病
灶边缘呈稍低信号（图 4.10 F），ADC 值 $1.273×10^{-3}$ mm²/s。

融合图像提示病灶中央弥散明显受限（图 4.10 G 黄色箭头）。

MRI 诊断：肝右叶肝脓肿。

*治疗与病理*

入院后行肝右叶病灶切除术；术后病理示：肝组织结构隐约可见，大量
炎细胞浸润，其中主要有中性白细胞、巨噬细胞和淋巴细胞，毛细血管以及
成纤维细胞增生（图 4.10 H）。病理诊断：（肝脏）化脓性炎症，肝脓肿形成。

*分析与讨论*

肝脓肿是临床常见的肝内炎性病变，其中 80% 为细菌性肝脓肿，常
为多种细菌的混合感染。可分为化脓性炎症期、脓肿形成初期及脓肿形成
期三个病理阶段，不同阶段的形态表现多样。典型的肝脓肿指病理上脓肿
形成趋于成熟，反映脓肿形成期，脓腔坏死液化彻底；不典型肝脓肿多指
病理上脓肿的早期改变，反映化脓性炎症期和脓肿形成初期，坏死不彻底、

肝组织残存、脓肿壁及脓腔未形成[21]。

肝脓肿在 $T_1WI$ 呈类圆形、分叶状或片状低信号区，$T_2WI$ 呈不均匀高信号；脓肿壁因炎症充血带及纤维肉芽组织而呈等或稍高信号，即"靶环征"。增强扫描动脉期脓肿壁即可出现强化，但程度较轻，而脓肿周围肝实质因充血可见明显片状强化，脓腔不强化，呈"晕环样"；门静脉期及延迟期与肝实质信号相近，呈等信号，脓肿壁仍有持续强化。本例患者肝脓肿内脓液黏稠，水分子弥散明显受限，DWI 序列显示为高信号，相应 ADC 图呈低信号，且 ADC 值较低，融合图像则清晰显示病灶大小、形态及边缘。

肝脓肿需与原发性肝癌、转移瘤及周围型胆管细胞癌等相鉴别。

**鉴别要点**

**原发性肝癌**　MRI 增强扫描肝癌呈"快进快出"强化特点。

**肝转移瘤**　患者有原发肿瘤病史，临床无发热等感染症状，$T_2WI$ 信号不及脓肿高，呈稍高信号。

**肝胆管细胞癌**　需与蜂窝状的早期肝脓肿鉴别，胆管细胞癌多见于老年患者，病变远端多伴发肝内胆管扩张，动态增强表现为片絮状延迟强化。DWI 有助于肝脓肿与肿瘤性病变的鉴别，肿瘤实性成分扩散受限，呈高或稍高信号，而囊变坏死区浓度不及脓液黏稠，DWI 信号低于脓肿，而 ADC 值较高。

# 4.11　胰腺癌

## 4.11.1　胰腺癌并肝转移

病例 1

患者女，54 岁。上腹部胀痛 3 个月。2013 年 2 月因上腹部胀痛在当地医院就诊，腹部 CT 检查提示胰腺癌，未予治疗。2013 年 4 月行 PET/CT 检查提示：胰头部肿块，考虑为胰腺癌合并肝脏多发转移瘤，给予吉西他滨化疗。2013 年 5 月入院，MRI 检查参见图 4.11.1-1。

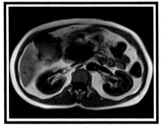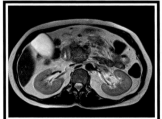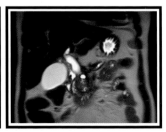

A　　　　　　　　　B　　　　　　　　　C

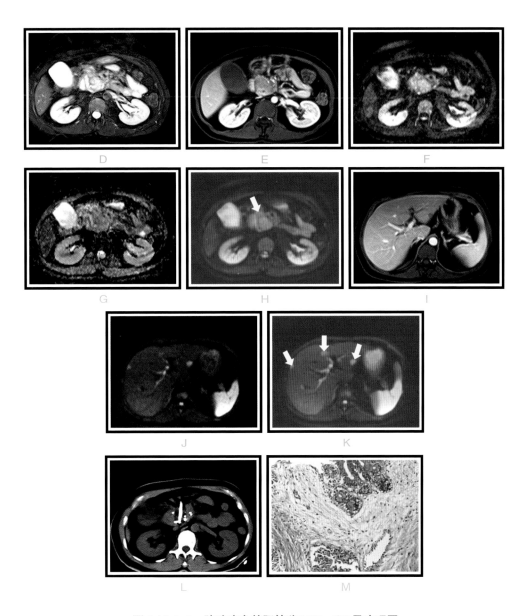

**图 4.11.1-1 胰腺癌合并肝转移 MRI、CT 及病理图**

A—胰头层面轴位 $T_1WI$；B—胰头层面轴位 $T_2WI$；C—冠状面 $T_2WI$；D—轴位胰头层面脂肪抑制 $T_2WI$；E—轴位胰头层面脂肪抑制 $T_1WI$ 增强；F—轴位胰头层面 DWI（b=800）；G—胰头层面 ADC 图；H—胰头层面融合图像；I—肝脏层面脂肪抑制 $T_1WI$ 增强；J—肝脏层面 DWI（b=800）；K—肝脏层面融合图像；L—粒子植入的 CT 图像；M—病理图（HE×100）

*影像所见*

胰头见团块状软组织（4.8 cm×7.0 cm×7.0 cm），边缘模糊，$T_1WI$

呈低信号（图 4.11.1-1 A）；$T_2WI$ 及抑脂 $T_2WI$ 呈稍高信号（图 4.11.1-1 B~D）；增强扫描病灶呈不均匀轻中度强化（图 4.11.1-1 E）；DWI：胰头肿块呈不均匀高信号（图 4.11.1-1 F）；ADC 图：相应肿块呈不均匀低信号（图 4.11.1-1 G），ADC 值 $1.136 \times 10^{-3}$ $mm^2/s$。

融合图像提示胰头恶性肿瘤（图 4.11.1-1 H 黄色箭头）。

肝内可见多发大小不等的结节病灶，增强扫描呈周边强化（图 4.11.1-1 I），DWI 呈高信号（图 4.11.1-1 J），融合图像提示肝内转移灶（图 4.11.1-1 K 黄色箭头）。

MRI 诊断：胰头癌并肝脏多发转移瘤。

*治疗与病理*

入院后给予两个周期微血管介入化疗术（TACI+CMI）；后行 ERCP 引导下胆道支架植入术，过程顺利。2013 年 5 月行 CT 引导下胰腺肿瘤氩氦刀冷冻消融术 + 穿刺活检术 +$^{125}$I 粒子植入治疗（图 4.11.1-1 L），术后病理：（胰头）中分化腺癌（图 4.11.1-1 M）。

*病例 2*

患者男，49 岁。胰腺癌并多发肝转移 18 个月入院。2014 年 11 月患者无明显诱因出现左上腹隐痛，CT 检查发现胰腺占位，考虑胰腺癌。2014 年 12 月 PET/CT 见胰腺体部及肝脏高代谢病灶，经肝穿刺活检诊断为胰腺癌多发肝转移，2015 年 1 月行静脉化疗，随后行 3 个周期腹腔化疗，后入院进一步诊治。

2015 年 4 月 MRI 检查参见图 4.11.1-2。

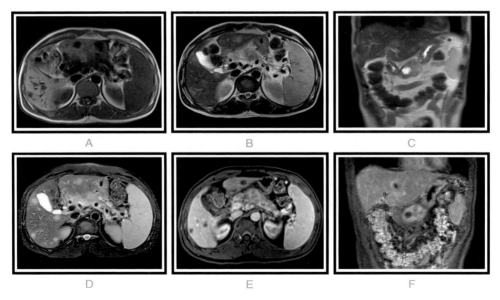

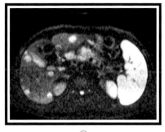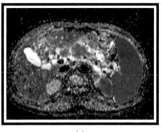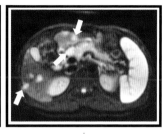

G  H  I

**图 4.11.1-2 胰腺癌合并肝转移 MRI 图像**

A—轴位 $T_1WI$；B—轴位 $T_2WI$；C—冠状面 $T_2WI$；D—轴位脂肪抑制 $T_2WI$；E—轴位脂肪抑制 $T_1WI$ 增强；F—冠状面脂肪抑制 $T_1WI$ 增强；G—轴位 DWI（b=800）；H—ADC 图；I—融合图像

*影像所见*

胰腺体颈交界区见结节状软组织病变，边缘模糊，$T_1WI$ 呈稍低信号（图 4.11.1-2 A）；$T_2WI$ 及抑脂 $T_2WI$ 呈稍高信号（图 4.11.1-2 B~D）；增强扫描胰腺病灶呈不均匀轻中度强化，以边缘强化为主（图 4.11.1-2 E、F）；DWI：胰体颈交界区病灶呈高信号（图 4.11.1-2 G）；ADC 图：相应病灶呈低信号（图 4.11.1-2 H），ADC 值 $1.186 \times 10^{-3}$ $mm^2/s$。

肝脏内见大小不等的多发结节状 $T_1WI$ 低信号、$T_2WI$ 稍高信号影，肝内病灶大部分呈环形强化，部分可见"牛眼征"（图 4.11.1-2 E、F）；DWI：肝内多发结节灶边缘呈高信号，中心坏死区呈稍高信号（图 4.11.1-2 G）；ADC 图：多发结节灶边缘呈低信号（图 4.11.1-2 H），ADC 值 $0.894 \times 10^{-3}$ $mm^2/s$，病灶中心坏死区呈稍高信号（图 4.11.1-2 H），ADC 值 $1.437 \times 10^{-3}$ $mm^2/s$。肝门区可见肿大淋巴结，DWI：呈高信号（图 4.11.1-2 G）；ADC 图：呈低信号（图 4.11.1-2 H）。

融合图像提示：胰腺病灶、肝内及肝门区淋巴结均为恶性肿瘤（图 4.11.1-2 I 黄色箭头）。

MRI 诊断：胰腺癌合并肝内多发转移瘤，肝门区淋巴结转移。

*治疗*

入院后先后行肝脏转移瘤微球介入化疗术，以及 B 超引导下胰腺肿瘤冷冻 + 腹膜后淋巴结 $^{125}$I 粒子植入 + 腹腔神经丛阻滞术，术后恢复佳。

*分析与讨论*

胰腺癌发病隐匿，早期症状缺乏特异性，肿瘤生长迅速，进展快，恶性程度高，鉴别诊断较困难，所以提高术前诊断的准确率是解决胰腺癌高死亡率的主要手段。磁共振成像技术凭借其良好的软组织对比度以及无放射线损伤等优点一直备受临床医生的青睐，已经在肿瘤的临床研究及诊断中被广泛应用，利用 DWI 成像技术无创性鉴别胰腺病灶的性质以及评估胰腺癌恶性程度的研究也越来越多，且取得了较好的结果。采用 DWI 及图像融合技术，清晰显示了本例胰腺病灶的性质，肿瘤组织水分子弥散受限，DWI 序列显示高信号，相应 ADC 图呈低信号。

融合图像更清晰地显示了病灶的范围及形态，提示恶性。

胰腺癌中最常见的是胰头癌，90% 的胰腺癌为导管细胞腺癌。胰头癌常侵犯十二指肠壁并阻塞主胰管，导致阻塞性慢性胰腺炎，同时，可阻塞胆总管，导致胆管和主胰管同时扩张，在 MRI 图像上呈"双管征"。胰腺癌 $T_1WI$ 多为低信号，内部有液化、坏死、出血时，信号可以不均匀，$T_1WI$ 脂肪抑制像上，低信号的胰腺癌在相对等高信号的正常胰腺组织衬托下更易检出；在 $T_2WI$ 上，以等高信号为多。动态增强 GRE 序列的早期，肿瘤病灶多无强化或呈瘤周轻度强化，增强晚期部分肿瘤可以呈高或等信号，此为对比剂渗入肿瘤细胞外间隙而使其强化所致。

胰腺癌较易出现其他脏器或淋巴结的转移，依次为肝、胰周局部淋巴结、腹膜后及肺等。本组 2 例术前利用 DWI 及图像融合技术，不但可清晰显示胰腺原发病变的情况，而且可以清晰显示肝脏多发转移灶及腹膜后淋巴结转移。因癌组织水分子弥散明显受限，DWI 序列显示多发高信号，相应 ADC 图呈低信号，且 ADC 值较低，融合图像能更清晰地显示肝内结节灶及腹膜后淋巴结转移灶。

胰腺癌需与慢性胰腺炎局部炎性肿块、胰腺囊腺瘤或癌及胰腺神经内分泌肿瘤鉴别。

**鉴别要点**

**慢性胰腺炎局部炎性肿块**　多有慢性胰腺炎病史，且多无明确占位显示，无血管侵犯。

**胰腺囊腺瘤或癌**　好发于中年女性，常见于胰头或胰尾部，以囊性为主，部分囊内有分隔，实性部分呈结节状，肿瘤界清，包膜完整，囊壁及间隔规则，增强扫描实性部分呈结节样强化。

**神经内分泌肿瘤**　源自胰腺内分泌细胞，好发于胰尾部，临床有神经内分泌症状，常为富血供实性肿瘤，出血、囊变及坏死少见，若为非功能性则肿瘤较大，可有出血、坏死、囊变，与胰腺癌鉴别困难。

### 4.11.2 胰腺癌

　　患者男，65 岁。因发现胰腺占位 3 月余入院。3 个月前患者无明显诱因出现左上腹部及腰背疼痛，尤以夜间为重，当地医院 B 超检查示胰体尾交界处占位，CT 检查示胰腺占位，考虑胰腺癌，未行进一步诊疗。2 天前突感左上腹及腰背部剧烈疼痛，无恶心呕吐，无寒战发热，遂以胰腺占位急诊入院。

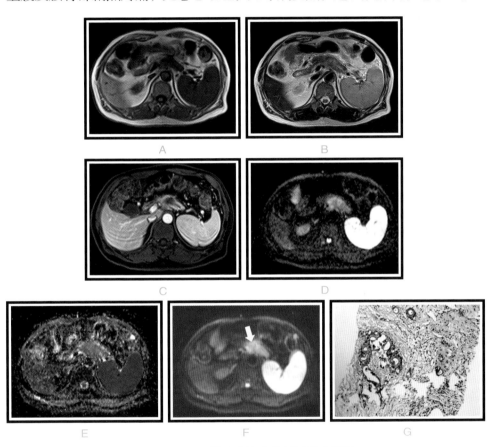

**图 4.11.2-1　胰腺癌治疗前 MRI 及病理图**

A—轴位 $T_1WI$；B—轴位 $T_2WI$；C—轴位脂肪抑制 $T_1WI$ 增强；D—轴位 DWI
（b=800）；E—ADC 图；F—融合图像；G—病理图（HE×100）

影像所见（治疗前）

　　胰腺体尾部膨隆，见一边界不清的软组织影（2.6 cm×1.7 cm），$T_1WI$ 呈略低信号（图 4.11.2-1 A）；$T_2WI$ 呈略高信号（图 4.11.2-1 B）；增强后不均匀轻度强化，强化程度低于正常腺体（图 4.11.2-1 C）；DWI：胰体部病灶呈稍高至高信号（图 4.11.2-1 D）；ADC 图：相应病灶 DWI 高信号区呈低信号（图 4.11.2-1 E），ADC 值 $1.040 \times 10^{-3}$ mm²/s，相应病灶 DWI 稍高信号区呈稍低信号（图 4.11.2-1 E），ADC 值 $1.567 \times 10^{-3}$ mm²/s。

融合图像提示恶性肿瘤（图 4.11.2-1 F 黄色箭头）。

MRI 诊断：胰腺体尾部占位性病变，考虑为胰腺癌。

### 治疗与病理

行胰体尾部肿瘤穿刺活检 + 不可逆电穿孔消融 + 腹主动脉旁淋巴结不可逆电穿孔消融 + 腹膜后神经丛阻滞 + 无水乙醇注射消融术。病理示：胰腺组织结构破坏，癌细胞体积中等；胞质丰富，红染；核大，深染，形态不规则；核膜、核仁不清晰，可见核分裂。癌细胞呈小的不规则腺管状和条索状排列（图 4.11.2-1 G）。免疫组化：CK7（+）、CK19（+）、CK20（部分 +），CEA（+），Syn（-），CD56（-），Villin（+），Ki-67（> 30%+）。病理诊断：符合（胰腺）低分化腺癌。

治疗后 8 天复查 MRI，参见图 4.11.2-2。

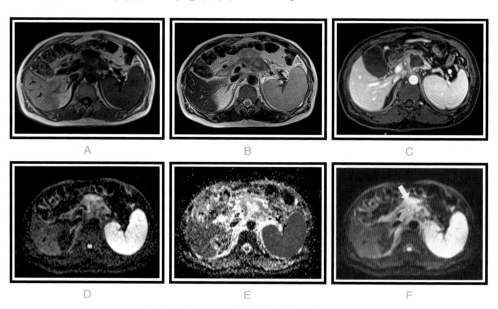

**图 4.11.2-2  胰腺癌治疗后 MRI 图像**

A—轴位 T₁WI；B—轴位 T₂WI；C—轴位 T₁WI 脂肪抑制增强；D—轴位 DWI （b=800）；E—ADC 图；F—融合图像

### 影像所见（治疗后）

胰腺体部膨隆，可见边界不清的软组织影（3.2 cm × 2.7 cm），T₁WI

呈稍低信号（图 4.11.2-2 A）；T₂WI 呈稍高信号（图 4.11.2-2 B）；增强
后病灶中央呈液化坏死，未见明显强化（图 4.11.2-2 C）；DWI：胰体部
病灶边缘呈高信号，中心呈稍高信号（图 4.11.2-2 D）；ADC 图：相应病
灶边缘呈低信号（图 4.11.2-2 E），ADC 值 $1.372 \times 10^{-3}$ mm²/s，相应病灶
中心呈高信号（图 4.11.2-2 E），ADC 值 $2.152 \times 10^{-3}$ mm²/s。

融合图像：提示胰腺肿块中心液化坏死（图 4.11.2-2 F 绿色箭头），
边缘较弱活性残留（图 4.11.2-2 F 黄色箭头）。

MRI 诊断：胰腺肿瘤治疗后改变，边缘残留，活性较弱。

病例 2

患者男，41 岁。因胰腺癌并肝脏多发转移 1 个月入院。1 个月前体检
B 超检查示：胰尾部占位，伴肝内多低回声占位。查肿瘤标志物：CEA：
54.28 ng/ml，CA199：8623 U/ml；对肝脏病灶行病理组织学检查示：肝占位，
考虑胰腺癌转移。

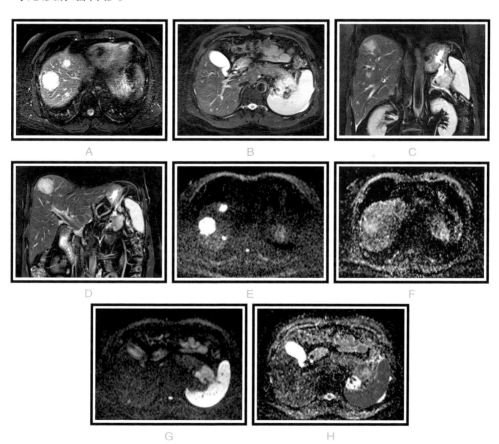

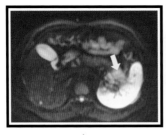
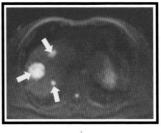

**图 4.11.2-3　胰腺癌并肝转移治疗前 MRI 图像**

A、B—轴位脂肪抑制 $T_2WI$；C、D—冠状面脂肪抑制 $T_2WI$；E、G—轴位 DWI

（b=800）；F、H—ADC 图；I—胰腺层面融合图像；J—肝脏转移病灶融合图像

*影像所见（治疗前）*

胰尾部不规则肿块及肝内多发结节，$T_2WI$ 脂肪抑制像呈稍高信号（图 4.11.2-3 A~D）；DWI：胰尾部肿块及肝内多发结节呈高信号（图 4.11.2-3 E、G）；ADC 图：相应肿块呈低信号（图 4.11.2-3 H），ADC 值 $1.179 \times 10^{-3}$ mm²/s，肝内多发结节灶呈稍低信号（图 4.11.2-3 F），ADC 值 $1.190 \times 10^{-3}$ mm²/s。

融合图像提示：胰尾灶、肝内病灶均为恶性肿瘤（图 4.11.2-3 I 黄色箭头、J 黄色箭头）。

MRI 诊断：胰尾部癌并肝内多发转移瘤。

*治疗与病理*

入院后行胰尾部癌及肝内转移瘤纳米刀（不可逆电穿孔消融）治疗，治疗中肝脏病灶活检病理示：肝脏结构破坏，癌细胞体积大，胞质丰富，红染；核大，深染；核膜、核仁不清晰，核分裂多见，癌细胞呈不规则腺管状排列（图 4.11.2-4 J）。免疫组化结果：CK7（＋）、CK19（＋）、CK20（＋），Villin（＋），CEA（＋），P53（＋），Ki-67（5%＋）；病理诊断：符合（肝脏）转移性胰腺低分化腺癌。

治疗后 7 天复查上腹部 MRI，结果参见图 4.11.2-4。

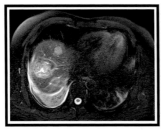
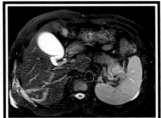
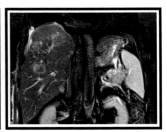

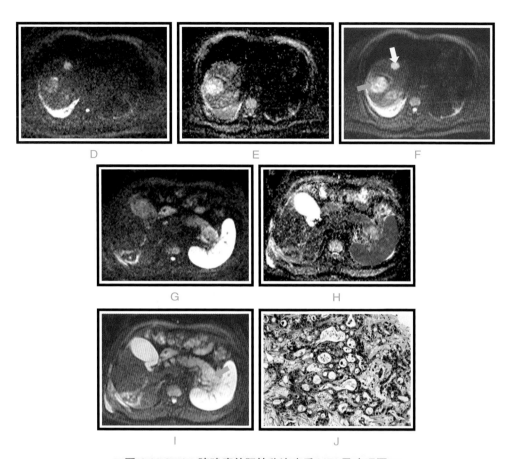

**图 4.11.2-4 胰腺癌并肝转移治疗后 MRI 及病理图**

A、B—轴位脂肪抑制 $T_2WI$；C—冠状面脂肪抑制 $T_2WI$；D—肝病灶层面轴位 DWI（b=800）；E—肝病灶层面 ADC 图；F—肝病灶层面融合图像；G—胰尾层面轴位 DWI（b=800）；H—胰尾层面 ADC 图；I—胰尾层面融合图像；J—病理图（HE×200）

**影像所见（治疗后）**

胰尾部病灶信号不均（图 4.11.2-4 B、C），DWI：胰尾部病灶呈稍高信号（图 4.11.2-4 G）；ADC 图：胰尾部病灶呈稍高信号（图 4.11.2-4 H），ADC 值 $1.727 \times 10^{-3}$ mm²/s；肝 S8 病灶信号较前混杂（图 4.11.2-4 A、C），DWI：肝 S8 病灶大部分呈等信号，夹杂斑点状高信号（图 4.11.2-4 D）；ADC 图：肝 S8 病灶大部分呈高信号，ADC 值 $2.332 \times 10^{-3}$ mm²/s，夹杂斑点状稍低信号（图 4.11.2-4 E），ADC 值 $1.541 \times 10^{-3}$ mm²/s。

融合图像示治疗后的胰尾部肿块及肝内病灶大部分液化坏死，活性降低（图 4.11.2-4 F、I 绿色箭头），未治疗的肝转移瘤病灶仍具较强活性（图

4.11.2-4 F 黄色箭头）。

**MRI 诊断**：胰尾部癌并肝内多发转移瘤经纳米刀治疗后，与术前 DWI 图像比较，治疗后的胰尾部及肝内病灶大部分液化坏死。

### 分析与讨论

胰腺癌占整个胰腺恶性肿瘤的 80%~95%，具有极高的致死率。本病具有围管性浸润与嗜神经生长的生物学特性。围管性浸润指肿瘤容易侵犯胆总管和胰管，因此早期即可出现胆总管、肝内胆管、胆囊增大以及胰管扩张。嗜神经生长指肿瘤容易向腹膜后方向生长，这是因腹膜后有丰富的交感和副交感神经组织，因而胰腺癌患者临床上常有明显的持续性和顽固性腹痛或腰背痛。胰腺动脉血供十分丰富，胰腺癌相对其胰腺组织来说为乏血供肿瘤，因此增强扫描主要表现为均匀或不均匀低强化病灶，边缘呈规则或不规则的环形强化。

临床上发现的胰腺癌大多为中晚期，预后差，手术难以切除，仅能放疗或化疗等姑息性治疗，其 5 年生存率不足 5%。DWI 可以通过检测活体组织内部水分子的运动，反映机体组织微观空间的组成变化及病理生理状态下各组织成分之间水分子交换的功能状况，能够发现常规影像学检查不能发现的微小转移灶，对指导临床治疗计划的制定具有重要意义。

病例 1 通过 DWI 及图像融合技术，治疗前清晰显示胰腺体部占位，因癌组织水分子弥散受限明显，DWI 序列显示为高信号，相应 ADC 图呈不均匀稍低信号，且 ADC 值较低；治疗后 DWI 显示肿瘤中央 DWI 信号降低，相应 ADC 图呈稍高信号，而肿块周围部分 DWI 信号仍较高且 ADC 值较低，提示胰腺肿瘤中央大部分液化坏死，而肿瘤边缘仍有较弱活性残留。能为临床疗效评价及下一步治疗计划的制定提供重要参考信息。

病例 2 采用纳米刀治疗，治疗后显示胰尾部及肝脏部分病灶缩小，水分子弥散受限程度降低，DWI 信号降低，相应 ADC 图信号增高，且 ADC 值升高，提示肿瘤活性降低。

不可逆电穿孔（irreversible electroporation，IRE）消融技术（又称纳米刀）是一种不依赖热量形式的新兴肿瘤消融技术。它利用微创电极针传递毫秒级电脉冲，形成外来电场，改变细胞膜磷脂双分子层的跨膜电位，使细胞膜进行重排，细胞表面出现很多纳米级孔隙，导致细胞膜渗透压升高，当脉冲能超过某个电场阈值时，造成不可逆的细胞损伤，引起细胞凋亡。近年来，该技术已开始运用于肝癌、肺癌及肾癌的治疗，初步尝试了胰腺癌的治疗。由于 IRE 技术不受热降效应的影响，可有效消融大血管周边组织，保护大血管与胆管架构。因此，IRE 技术可能是一种对邻近门静脉、深静脉以及胆总管等重要管腔的胰腺癌有重要意义的治疗手段[22~24]。

　　虽然 IRE 消融技术目前在实验室研究与临床应用中尚处于起步阶段，但初步结果显示，IRE 消融可有效治疗肝癌、肺癌、肾癌与胰腺癌，并发症发生率较低，且具有对病灶周边损伤较少的独特优势。但因 IRE 技术发展时间不长，从理论到实践尚存诸多不成熟之处。电脉冲治疗仪器的研制、治疗机制的完善、最佳参数的选择、残存肿瘤细胞的处理等方面都有待深入探讨，相信在不久的将来，IRE 技术将成为恶性肿瘤治疗的又一个强有力武器。

### 4.11.3　胰腺癌治疗后

　　患者女，52 岁。8 个月前无明显诱因出现上腹部隐痛，为持续性钝痛伴阵发性加重，当地医院拟诊胃炎，予护胃治疗，疼痛好转。半年后再次出现上腹部疼痛，并向背部放射痛，期间行上腹 CT、MRI 检查示胰颈部占位性病变，考虑胰腺癌可能性大，后行超声胃镜下胰腺肿物穿刺活检，病理示符合中分化腺癌。遂行剖腹探查术，术中探查发现胰腺肿物包绕周围血管，无法行手术切除。遂入院继续治疗，入院后行 CT 引导下胰腺颈部肿瘤不可逆电穿孔消融（纳米刀）治疗（图 4.11.3 I）。治疗 2 个月后复查 MRI 结果参见图 4.11.3。

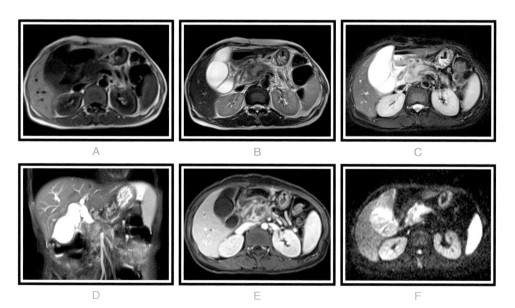

A　　　　　　　　B　　　　　　　　C

D　　　　　　　　E　　　　　　　　F

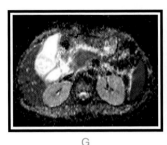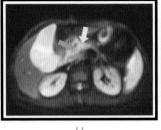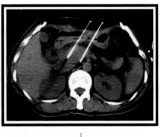

G        H        I

**图 4.11.3　胰腺癌治疗后 MRI 及 CT 图像**

A—轴位 $T_1WI$；B—轴位 $T_2WI$；C—轴位脂肪抑制 $T_2WI$；D—冠状面脂肪抑制 $T_2WI$；E—轴位脂肪抑制 $T_1WI$ 增强；F—轴位 DWI（b=800）；G—ADC 图；H—融合图像；I—CT 引导下治疗图像

**影像所见**

胰腺颈部膨隆，可见结节状异常信号影，边界不清，范围 2.3 cm×1.8 cm，信号欠均匀，$T_1WI$ 呈稍低信号（图 4.11.3 A）；$T_2WI$ 及抑脂 $T_2WI$ 呈稍高信号（图 4.11.3 B~D）；增强后不均匀轻度强化，边缘强化稍明显（图 4.11.3 E）。DWI：胰腺颈部肿块边缘呈稍高信号，中心坏死区呈低信号（图 4.11.3 F）；ADC 图：相应胰腺颈部肿块边缘区呈稍低信号，ADC 值 $1.022\times10^{-3}$ mm²/s，相应胰腺颈部肿块中心坏死区呈稍高信号（图 4.11.3 G），ADC 值 $1.653\times10^{-3}$ mm²/s。

融合图像提示肿块中央部分坏死（图 4.11.3 H 绿色箭头），但周围仍有活性残留（图 4.11.3 H 黄色箭头）。

MRI 诊断：胰腺颈部胰腺癌治疗后改变，肿瘤中央部分坏死，但边缘仍有活性残留。

**分析与讨论**

胰腺癌治疗多采用手术与放化疗相结合的综合治疗方法，其治疗周期长，需要多次复查，常规 PET/CT 检查昂贵，给患者造成巨大的经济负担。近年来，随着 MRI-DWI 技术不断发展，加之其检查费用较低、无电离辐射、扫描速度快及无需注射对比剂等优势，已广泛应用于肿瘤术前诊断、术后疗效评估及转移的评价。

胰腺癌疗效的监测是指导后续治疗、提高患者生存质量以及延长生存期的关键，而传统影像学手段存在极大的盲目性与滞后性，DWI 可以通过检测活体组织内部水分子的运动，反映机体组织微观空间的组成变化及病理生理状态下各组织成分间水分子交换的功能状况，从而为疗效的判定提供更多的信息。目前，在其他实体瘤或小动物模型上已经证实了 DWI 在监测肿瘤治疗效果中的作用，DWI 作为监测胰腺癌治疗效果的新方法备受关注。

本病例治疗后 DWI 示病灶中心信号较低，边缘信号稍高，病灶中心 ADC 值较高，边缘 ADC 值偏低，融合图像提示肿瘤中心液化坏死，边缘 活性残留较弱，因此 DWI 及图像融合技术可以评估肿瘤疗效，观察肿瘤 变化情况，为临床下一步治疗提供影像学依据。

## 4.12　胰腺实性假乳头状瘤治疗后 ▶

患者男，42 岁。3 个月前无明显诱因出现体重下降（约 2 kg）。遂在 当地医院行腹部超声及 CT 检查示胰头不规则占位，考虑为胰头癌。为进 一步诊治入院。

入院后行 PET/CT 检查提示胰头部代谢活跃病灶，考虑为胰腺癌。遂 行 B 超引导下胰腺肿瘤活检 + 氩氦刀冷冻 +[125]I 粒子植入，术程顺利。术 后病理：镜下胰腺结构破坏，肿瘤细胞体积小，大小一致；胞质丰富，淡染，部分透明；核小圆形，核膜、核仁清晰，细胞呈乳头状排列，间质血管较 丰富（图 4.12 H）。免疫组化结果：CK7（−）、CK20（＋），CD10（−）、CD56（＋），CK19（＋），PR（少数＋），CgA（＋），Syn（＋），NSE（−），Vimentin（＋）。病理诊断：病变（胰头部）符合胰腺实性假乳头状瘤。

遂进行了 4 次胰腺实性假乳头状瘤介入化疗术，并行免疫支持治疗。治疗结束 4 个月后复查上腹部 MRI，结果参见图 4.12。

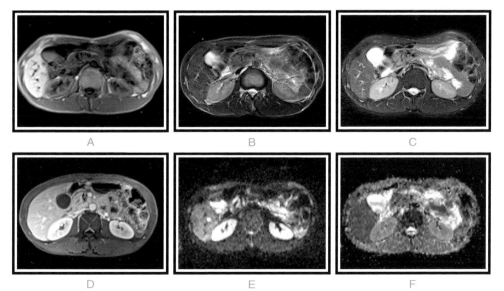

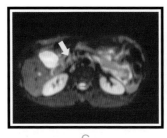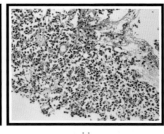

G                                    H

**图4.12  胰腺实性假乳头状瘤治疗后 MRI 及病理图**

A—轴位 $T_1WI$；B—轴位 $T_2WI$；C—轴位脂肪抑制 $T_2WI$；D—轴位脂肪抑制
$T_1WI$ 增强；E—轴位 DWI（b=800）；F—ADC 图；G—融合图像；H—病理图
（HE×100）

### 影像所见

胰头区可见结节状信号异常（3.2 cm×2.7 cm），其内可见多枚 [125]I 粒子低信号影，病灶周围边界欠清；$T_1WI$ 呈稍低信号（图 4.12 A）；$T_2WI$ 呈稍高信号（图 4.12 B）；脂肪抑制 $T_2WI$ 病灶大部分呈稍高信号（图 4.12 C）；增强后病灶边缘可见轻度不均匀强化，胰体、胰尾实质萎缩，信号尚均匀，胰管扩张（图 4.12 D）。

DWI：胰头部病灶中心部分呈低信号，边缘呈稍高信号（图 4.12 E）；ADC 图：相应病灶中心呈高信号（图 4.12 F），ADC 值 $2.450×10^{-3}$ mm²/s，相应病灶边缘呈稍低信号（图 4.12 F），ADC 值 $1.168×10^{-3}$ mm²/s。

融合图像提示病灶中心液化、凝固性坏死，边缘较弱活性残留（图4.12G 黄色箭头）。

MRI 诊断：胰头实性假乳头状瘤治疗后改变，病灶中心液化、凝固性坏死，边缘较弱活性残留。

### 分析与讨论

胰腺实性假乳头状瘤（solid-pseudopapillary tumor of pancreas，SPTP）是少见的交界性或低度恶性肿瘤，占胰腺外分泌肿瘤的 1%~2%。1996 年 WHO 肿瘤组织学分类中将其统一命名为实性 - 假乳头状瘤。

该病好发于青春期女孩与年轻妇女，可发生于胰腺的任何部位，胰头及胰尾部多见，瘤体呈类圆形或椭圆形，有包膜，与周围组织界限清晰。临床症状出现较晚，肿瘤发现时一般体积较大，大多数肿瘤呈囊实性混杂病灶，镜下肿瘤由不同比例的实性区、假乳头区及囊性区混合组成 [25]。

肿瘤 MRI 平扫呈不均匀 $T_1WI$ 低信号、$T_2WI$ 高信号；动态增强扫描动脉期表现为轻度强化，门脉期及延迟期呈渐进性强化，囊性区无强化。近年来，随着 DWI 技术的发展，已广泛应用于肿瘤术前诊断、术后复查及转移的评估。本病例为介入治疗后，利用 DWI 及图像融合技术，可清晰显示胰头病灶的情况，病灶区水分子弥散受限不明显，DWI 序列显示为不均匀稍高信号，内部见片状低信号区，相应 ADC 图呈不均匀稍低信号，融合图像显示肿瘤内部坏死，边缘活性残留，为进一步治疗提供影像学依据。

SPTP 需与胰腺癌、胰腺囊腺瘤或囊腺癌、神经内分泌肿瘤等相鉴别。

**鉴别要点**

**胰腺癌**　好发于老年人，肿瘤常界限不清，无包膜，具有侵袭性，常导致肝内外胆管及胰管扩张、血管及邻近结构的侵犯及远处转移等。

**胰腺囊腺瘤或癌**　好发于中年女性，常见于胰头或胰尾部，以囊性为主，部分囊内有分隔，实性部分呈结节状，肿瘤界清，包膜完整，囊壁及间隔规则，MRI 增强扫描实性部分呈结节样强化。

**神经内分泌肿瘤**　来源于胰腺内分泌细胞，好发于胰尾部，如临床有神经内分泌症状，发现早，病变较小，常为富血供实性肿瘤，出血、囊变及坏死少见；若为非功能性则肿瘤较大，可有出血、坏死、囊变，与本病鉴别则较困难。

## 4.13　胰腺神经内分泌肿瘤治疗后 ▶

患者女，45 岁。4 个月前无明显诱因出现间断腹泻，水样便为主，半个月前在当地医院行上腹部 MRI 示：胰腺占位，肝脏多发占位，CA199：161.5 IU/ml。

入院后行胰头部肿瘤穿刺活检 + 氩氦刀冷冻消融术并腹膜后神经阻滞术。术后病理：镜下胰腺结构破坏，肿瘤细胞体积小，略呈梭形，胞质丰富，淡染；核卵圆形，核膜、核仁不清晰，核分裂多见，间质为宽大的纤维结缔组织分隔，血管较丰富（图 4.13 H）。免疫组化结果：CK20（－）、CK7（－），Villin（－），CgA（＋），Syn（＋），CD56（＋），Ki-67＞1%。结合临床病史及免疫组化结果，病理诊断：（胰腺）内分泌性肿瘤。

患者接着进行了一个周期的微血管介入化疗、4 次肝转移瘤氩氦刀冷冻消融术、CT 引导下胰腺肿瘤氩氦刀冷冻消融术 +$^{125}$I 粒子植入术（图

4.13 I），术程顺利，术后恢复佳；并联合免疫治疗，过程顺利。

半年后复查上腹部 MRI 结果参见图 4.13。

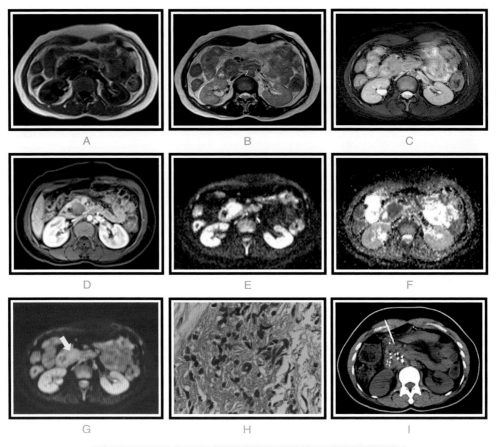

**图 4.13 胰腺神经内分泌肿瘤治疗后 MRI、病理及 CT 图**

A—轴位 $T_1WI$；B—轴位 $T_2WI$；C—轴位脂肪抑制 $T_2WI$；D—轴位脂肪抑制 $T_1WI$ 增强；E—轴位 DWI（b=800）；F—ADC 图；G—融合图像；H—病理图（HE×400）；I—CT 引导下治疗图像

*影像所见*

胰头部可见一软组织肿块影（2.6 cm×3.1 cm），边界欠清，$T_1WI$ 呈低信号（图 4.13 A）；$T_2WI$ 及抑脂 $T_2WI$ 呈稍高信号（图 4.13 B、C）；肿块包绕胆总管下段，增强示肿块轻度不均匀强化（图 4.13 D）；融合图像示胰头部肿瘤治疗后大部分活性残留（图 4.13 G 黄色箭头）。DWI：相应肿块呈稍高信号（图 4.13 E）；ADC 图：肿块呈低信号，ADC 值 $1.071×10^{-3}$ mm²/s（图 4.13 F）。

MRI 诊断：胰头部神经内分泌肿瘤治疗后，仍有活性残留。

**分析与讨论**

胰腺神经内分泌肿瘤（pancreatic neuroendocrine tumor，PNET）是一组源自胰腺内分泌细胞的少见肿瘤，占胰腺肿瘤性病变的 1%~2%，临床上分为功能性和非功能性；前者因存在某些特异性内分泌症状（低血糖症、佐林格—埃利森综合征等）易被早期发现，当时瘤体较小（平均直径多<2 cm）；后者常因症状不明显，当时瘤体较大（直径多>5 cm）。PNET多为良性或低度恶性，手术切除率高，术后 5 年生存率较高，预后佳。

功能性 PNET 信号均匀，MRI 多呈长 $T_1$、长 $T_2$ 信号，胰腺轮廓通常无改变或改变不明显，增强扫描时动脉期明显均匀强化。非功能性 PNET体积较大，其内常见坏死或囊变区，MRI 呈不均匀长 $T_1$、长 $T_2$ 信号，增强后强化不均匀或呈环状强化。识别恶性征象，评价良、恶性是 PNET 术前影像学检查的主要作用之一。

MRI 的优势在于多方位、多序列成像，易于显示肿瘤转移、侵犯的范围，特别是 DWI 在显示脏器转移及受侵犯的高信号病灶方面优势明显[26]。采用常规 MRI、DWI 及图像融合技术，清晰显示本病例胰头部病变的情况，DWI 序列显示病灶区呈斑片状稍高信号，相应 ADC 图呈低信号，且 ADC值较低，融合图像能更清晰地显示肿瘤局部液化坏死，大部分肿瘤活性残留，为临床下一步治疗提供影像学依据。

胰腺神经内分泌肿瘤生长缓慢，即使是恶性，预后也相对较好。因此，与胰腺癌的鉴别非常重要，胰腺癌多为乏血供，强化低于正常胰腺组织；胰腺癌具围管性浸润和嗜神经生长的特点，胰管扩张、胰腺萎缩，浸润邻近血管，侵犯腹膜后神经，临床表现常见顽固性腹痛。当 PNET 发生明显囊变时，需与胰腺囊腺癌鉴别，囊腺癌囊壁多厚薄不一，囊内可有粗细不均的分隔，并可见壁结节，增强后囊壁、分隔及壁结节呈轻度强化。

## 4.14　腹腔及腹膜后脂肪肉瘤治疗后复发

患者男，54 岁。因腹膜后脂肪肉瘤复发入院。患者 1 年半前无明显诱因出现腹部膨隆、腹围进行性增大，伴消瘦，当地医院腹部 CT 示：腹膜后巨大占位，考虑为腹膜后脂肪肉瘤。遂行腹腔、腹膜后脂肪肉瘤切除术，术后病理示：脂肪肉瘤，局灶分化较差。

6 个月后复查腹部 CT 示：腹膜后脂肪肉瘤术后复发。再次行手术切除，术后病理示非典型性脂肪瘤性肿瘤。遂行腹膜后氩氦刀消融治疗 1 次，同时行介入化疗（具体化疗方案不详）一个疗程，过程顺利。此次入院后上腹部 MRI 检查参见图 4.14。

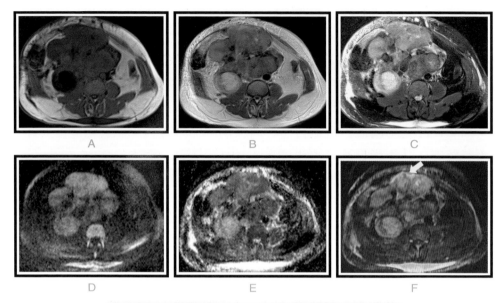

**图 4.14　腹腔及腹膜后脂肪肉瘤治疗后复发 MRI 图像**

A—轴位 $T_1WI$；B—轴位 $T_2WI$；C—轴位脂肪抑制 $T_2WI$；D—轴位 DWI（b=800）；E—ADC 图；F—融合图像

**影像所见**

中下腹部腹腔及腹膜后可见多发团块状软组织影，形态不规则，呈粘连、融合形态，范围 18.2 cm×12.3 cm×9.7 cm，$T_1WI$ 呈低信号（图 4.14 A）。$T_2WI$ 呈等至稍高信号（图 4.14 B）。脂肪抑制 $T_2WI$ 呈高信号（图 4.14 C）；下腔静脉局部受压、闭塞，病灶推压前腹壁，并与右侧腹直肌粘连，分界不清，周围小肠及结肠局部亦与病灶粘连并向后推压右侧腰大肌，且与腰大肌界限不清；DWI：下腹部病灶大部分呈高信号，其间夹杂斑片状稍低信号（图 4.14D）；ADC 图：相应病灶大部分呈低信号（图 4.14 E），ADC 值 $0.924×10^{-3}$ $mm^2/s$，其间夹杂斑片状稍高信号（图 4.14 E），ADC 值 $1.439×10^{-3}$ $mm^2/s$。

融合图像提示肿瘤复发（图 4.14 F 黄色箭头）。

MRI 诊断：腹腔脂肪肉瘤治疗后复发。

**分析与讨论**

脂肪肉瘤起源于间叶组织，是腹腔及腹膜后最常见的原发性恶性软组织肿瘤；病理学上分为分化型（包括脂肪瘤样型、硬化型和炎症型）、黏液型、多形性、圆细胞型和去分化脂肪肉瘤 5 个亚型。分化型为低度恶性，黏液型为中度恶性，多形性和圆细胞型为高度恶性。

分化型脂肪肉瘤主要是由分化近乎成熟的脂肪细胞组成，易于诊断。黏液型脂肪肉瘤是由不同分化阶段的脂肪母细胞、丛状分支状的毛细血管和黏液样基质组成，MRI $T_2WI$ 信号高于脂肪，呈与水相似的信号；但增强扫描时，病灶呈网状、片状延迟强化，表明病灶为实质性肿块含黏液样基质及纤维组织成分。圆细胞型和多形性脂肪肉瘤均为低分化的肿瘤、恶性度高、更具侵袭性，且术后易复发，肿瘤内基本不含成熟的脂肪成分，影像学上较难辨识。去分化脂肪肉瘤的病理学特征为高分化与低分化的瘤组织在同一肿瘤内同时存在，两种成分分界清晰，此亚型在 MRI 图像上具一定特征性，脂肪成分与软组织肿瘤成分间分界清晰，分界处呈突然中断征象[27]。

腹腔脂肪肉瘤因其隐匿生长，且位于深部，故影像学特别是 MRI 检查成为诊断与术后复查的重要方法。近年来，随着 DWI 技术的发展，加之其无电离辐射、扫描速度快及无需注射对比剂等优点，其在肿瘤术前诊断、术后复查以及在转移评估上的价值已被广泛认可。

采用常规 MRI、DWI 及图像融合技术，可清晰显示本例的复发病灶及其侵犯范围，因恶性肿瘤组织细胞密集，细胞外间隙小，水分子弥散受限，DWI 序列显示大片状高信号，相应 ADC 图呈低信号且 ADC 值较低。

融合图像能清晰显示病灶范围、形态、内部结构以及侵犯状况，提示恶性病变，为临床进一步治疗计划的制定提供影像学依据。

**鉴别要点**

**肾错构瘤**  由脂肪、血管和平滑肌三种成分组成，以便同脂肪肉瘤鉴别。

**肾上腺髓样脂肪瘤**  由脂肪组织和骨髓成分按不同比例混合而成，位于肾上腺，易于鉴别。

**脂肪瘤**  MRI 信号与皮下脂肪信号始终一致。

**畸胎瘤**  由 3 个胚层组成，其特征为含有牙齿、骨骼与皮脂等成分，脂液平面为其较特异性征象。

**平滑肌肉瘤**  通常体积较大，信号极不均匀，易出现坏死和囊变，增强后显著不均匀强化，当脂肪肉瘤内不含成熟脂肪成分时，两者很难鉴别。

*淋巴瘤*　　大多信号均匀，通常在 $T_2WI$ 上信号较低。

*转移瘤*　　多有原发肿瘤病史。

## ◀ 4.15　腹膜后肉瘤治疗后复发

患者女，43 岁。因腹膜后肉瘤复发入院。2008 年无明显诱因出现排便时下腹部疼痛不适；外院腹部 CT 检查示：腹膜后占位，后行手术切除腹膜后肿块，因病灶侵及右侧肾脏，遂联合部分肾脏切除；病理诊断为肉瘤；术后即行 12 个周期的化疗，并定期复查。2010 年复查腹部 CT 诊断腹膜后肉瘤复发，遂再次行腹膜后肉瘤切除并右肾全切除术。2012 年 3 月肿瘤再次复发，第三次手术切除，术后手术区行放疗。2014 年 3 月复查 CT 时发现肿瘤又一次复发入院。

*治疗*

入院后完善 PET/CT 检查示腹膜后肉瘤多次术后及化疗后征象，肝门区及腹膜后类圆形软组织影，局部代谢轻度增高，考虑为肿瘤复发。2014 年 4 月行腹膜后肉瘤冷冻消融术加 $^{125}I$ 粒子植入术，术程顺利，术后无特殊不适。

2014 年 6 月复查 MRI，结果参见图 4.15。

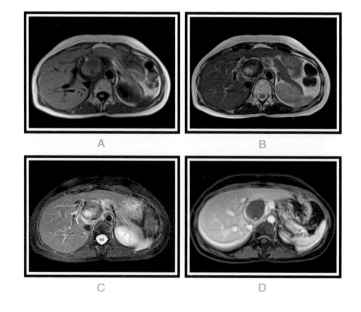

A

B

C

D

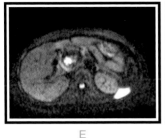 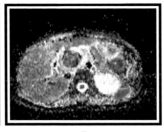 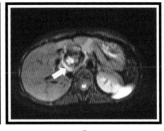

E  F  G

**图 4.15 腹膜后肉瘤治疗后复发的 MRI 图像**

A—轴位 $T_1WI$；B—轴位 $T_2WI$；C—轴位脂肪抑制 $T_2WI$；D—轴位脂肪抑制
$T_1WI$ 增强；E—轴位 DWI（b=800）；F—ADC 图；G—融合图像

**影像所见**

腹膜后及肝门区可见一团块状异常信号影（3.8 cm × 3.3 cm × 5.1 cm），内部信号不均匀，$T_1WI$ 大部分呈稍低密度（图 4.15 A）；$T_2WI$ 及抑脂 $T_2WI$ 呈稍高信号（图 4.15 B、C），内夹杂条絮状 $T_1WI$ 等信号、$T_2WI$ 稍低信号影（$^{125}I$ 粒子）；并可见片状更高信号影；增强后病灶边缘轻度强化，中央无明显强化（图 4.15 D）；病灶边界欠清晰，向周围推压肝实质以及血管结构，局部与肝尾状叶分界不清；DWI：病灶中心大部分呈低信号，其间夹杂斑片状高信号区（凝固性坏死可能），病灶边缘呈高信号（图 4.15 E）；ADC 图：病灶中心大部分呈稍高信号（图 4.15 F），ADC 值 $1.838 × 10^{-3}$ mm²/s；边缘呈稍低信号，ADC 值 $1.213 × 10^{-3}$ mm²/s。

融合图像示，病灶边缘活性残留（图 4.15 G 黄色箭头），中央凝固性坏死（图 4.15 G 绿色箭头）。

**MRI 诊断**：腹膜后肉瘤治疗后改变，肿瘤大部分坏死并局部凝固性坏死，边缘局部活性残留。

**分析与讨论**

腹膜后肉瘤是指发生于腹膜后间隙间叶组织的恶性肿瘤，其中以脂肪肉瘤、平滑肌肉瘤和未分化多形性肉瘤为主，好发于 50~70 岁，病灶通常较大，压迫邻近结构，可发生肝、肺等脏器的转移。

脂肪肉瘤，临床症状多为腹部疼痛及包块。与脂肪瘤的鉴别在于前者有粗细不等的条状分隔、软组织结节以及包膜外浸润，其中高分化型多含有不同成熟度的脂肪组织，较易诊断，但黏液型、多形性、圆细胞型则少见，易误诊为其他肿瘤。约 30% 的脂肪肉瘤由于骨化生而出现钙化，提示为去分化脂肪肉瘤，预后不佳[28]。

平滑肌肉瘤，起源于腹膜后平滑肌组织、血管等，侵犯腹膜后血管是平滑肌肉瘤的特征之一，病灶内可见出血坏死，表现为信号或密度混杂或出现液-液平面，增强后病灶明显强化；血管侵犯和出血坏死是平滑肌肉瘤的影像特征。

未分化多形性肉瘤，通常无明显症状，肿瘤增大时有压迫症状。影像表现为浸润性生长、边界不清的软组织影，病灶内可见出血、囊变及黏液变性，但不如平滑肌肉瘤明显，囊变边缘可见结节样突起；肿瘤实质部分常明显强化；边缘可出现钙化，钙化是其与平滑肌肉瘤鉴别的重要依据。

腹膜后其他肉瘤罕见，软骨肉瘤有其钙化特征；血管肉瘤易发生于下腔静脉内，导致血管扩张。

临床上腹膜后肉瘤多采用手术与放化疗结合的综合疗法，以 PET/CT 检查评价疗效，近年来随着 DWI 技术的发展，加之其无电离辐射、扫描速度快以及无需注射对比剂等优势，评价肿瘤疗效的作用已被广泛认可。本病例在 DWI 序列中病灶呈团片状不均匀低信号，内部凝固性坏死区呈高信号，相应 ADC 图呈不均匀稍高信号，且 ADC 值较高；融合图像能更清晰地显示肿瘤边缘水分子弥散受限，肿瘤残留活性较高，而大部分肿瘤组织水分子弥散受限不明显，提示肿瘤大部分坏死，边缘局部活性残留，可较好地判断治疗后存活的肿瘤与坏死部分，为疗效评价以及制定下一步治疗方案提供依据。

## ◢ 4.16　腹膜后神经母细胞瘤治疗后复发

患者男，7 岁。因腹膜后神经母细胞瘤综合治疗近 4 年入院复查。

2011 年 9 月患者无意中被家人触及中腹部包块，行相关检查诊断为腹膜后神经母细胞瘤 II 期，并于当月接受腹膜后肿物切除并淋巴结活检术，术后共接受全身化疗 8 个周期。2013 年 3 月（化疗结束后一年）CT 评估提示肿瘤复发，但未见远处转移。再接受 2 个周期的环磷酰胺+拓扑替康方案辅助化疗后，于 2013 年 5 月行第二次肿瘤切除术，术后按 Shimada 分类归为预后不良组。患者再接受 4 个周期环磷酰胺+拓扑替康方案辅助化疗及序贯放疗。2015 年 2 月复查 MRI 示腹膜后软组织影，考虑肿瘤复发，并腹膜后多发淋巴结转移，右输尿管、胆总管受压包绕；右输尿管扩张；遂行右肾盂造瘘术，右肾积水改善。

此次入院后 MRI 检查参见图 4.16。

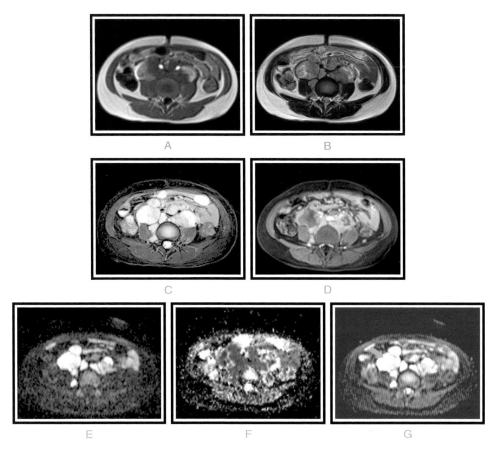

**图 4.16　腹膜后神经母细胞瘤复发 MRI 图像**

A—轴位 $T_1WI$；B—轴位 $T_2WI$；C—轴位脂肪抑制 $T_2WI$；D—轴位脂肪抑制
$T_1WI$ 增强；E—轴位 DWI（b=800）；F—ADC 图；G—融合图像

**影像所见**

腹膜后及腹腔可见多个团块状及结节状软组织影，信号欠均匀，病灶
最大截面 7.1 cm × 4.0 cm，$T_1WI$ 呈低信号（图 4.16 A）；$T_2WI$ 呈稍高或
高信号（图 4.16 B）；脂肪抑制 $T_2WI$ 呈高信号，其间夹杂条状低信号影
（图 4.16 C）；部分病灶沿右侧腰大肌内侧行走，与腰 3 右侧神经根相连。
增强后病灶强化不均匀，边界不清，包绕推压腹主动脉及下腔静脉（图
4.16 D）；DWI：腹膜后、腹腔病灶呈稍高 - 高信号（图 4.16 E），ADC
图：相应腹腔肿块呈不均匀低信号（图 4.16 F），ADC 值为（0.840~0.870）
× $10^{-3}$ $mm^2/s$，相应腹膜后结节呈低至稍低信号（图 4.16 F），ADC 值为

（0.854~1.582）× $10^{-3}$ mm$^2$/s。

融合图像提示肿瘤弥散受限，肿瘤复发（图 4.16 G 绿色箭头）。

MRI 诊断：腹膜后神经母细胞瘤治疗后复发。

### 分析与讨论

神经母细胞瘤（neuroblastoma，NB）是儿科常见的胚胎型恶性肿瘤之一，发病年龄的高峰期为 3~5 岁。其主要由未分化的交感神经节细胞发展形成，约 2/3 位于肾上腺髓质，其余大部分源自脊柱旁的交感干和骶前区，偶尔也会起源于腹腔干或主动脉旁，发生于腹膜后的神经母细胞瘤相对其他部位预后较差。本病可早期发生转移，最常受累的依次为骨、骨髓、肝脏及淋巴结等，当明确诊断时，约 2/3 的患儿已经发生骨转移。

神经母细胞瘤生长迅速，发现时多较大，常跨越中线生长，肿块常侵犯邻近器官，包绕或推移相邻的大血管。MRI 显示肿块信号不均匀，$T_1WI$ 多为低信号，$T_2WI$ 多表现为明亮高信号，病灶内常见网格状低信号影，增强扫描不均匀强化，包膜显示清晰，强化明显。约 85% 的瘤体内可见钙化，为神经母细胞瘤特征性改变，钙化表现为沙粒状、斑点状及团状。发生于腹膜后的神经母细胞瘤易侵入椎管形成哑铃状肿块，相应部位椎间孔扩大。

本病例在 DWI 序列上病灶呈斑片状不均匀高信号，相应 ADC 图呈不均匀低信号，且 ADC 值较低，融合图像能清晰显示病灶范围、形态、内部结构以及侵犯右侧神经根的情况，提示肿瘤复发活性较高，为下一步治疗方案的选择提供依据。

腹膜后神经母细胞瘤需与发生于腹膜后的节细胞神经瘤、横纹肌肉瘤、Wilms 瘤及淋巴瘤等鉴别。

### 鉴别要点

节细胞神经瘤　　多发生于青年，界限清晰，形态较规则，密度较均匀，多呈轻度不均匀强化。

横纹肌肉瘤　　是儿童最常见的源自软组织的肉瘤，好发于头颈、腹膜后与四肢，通常无钙化及脂肪成分，常伴有骨质破坏。

Wilms 瘤　　是儿童肾脏最常见的肿瘤，早期临床症状不明显，肿瘤通常不跨越中线，有包膜、富血供，可见残肾征，少见腹膜后淋巴结转移及血管包埋等征象。

腹膜后或腹腔淋巴瘤　　多发生于中年男性，少见钙化，腹腔的血管（下腔静脉、腹主动脉）前移程度较轻，大部分肿瘤位于腹膜的血管前方，发病早期表现为腹膜后或腹腔多发淋巴结肿大。

## 4.17 腹膜后促纤维组织增生性小圆细胞肿瘤 治疗后复发

患者男，17岁。7个月前无明显诱因出现右侧腹部胀痛，至当地医院就诊并行手术治疗（具体状况不详），术后病理：腹膜后促纤维组织增生性小圆细胞肿瘤。半年后出现腹胀、气促并左颈部包块，PET/CT检查示颈部、纵隔及腹腔内广泛转移。行右侧腹壁肿块切开活检，病理示：促纤维组织增生性小圆细胞肿瘤入院。

*治疗与病理*

入院后行腹腔肿瘤介入化疗2个周期，化疗后左颈部肿块较前缩小、变软，腹胀较前减轻。行左侧颈部肿块经皮穿刺活检术，病理示：镜下淋巴结结构不存在，肿瘤细胞体积小，密集，胞质少；核深染，圆形，核膜、核仁不清，可见核分裂；细胞呈大片状（图4.17 H）。免疫组化结果：Vimentin（＋），CD34（血管＋），CK7（－）、CK20（－），LCA（－），Villin（－），CD117（－），CgA（－），Syn（－），EGFR（－）；病理诊断：（左颈部）转移性小圆细胞肿瘤，考虑为原发（腹膜后）促纤维组织增生性小圆细胞肿瘤转移。

复查MRI，结果参见图4.17。

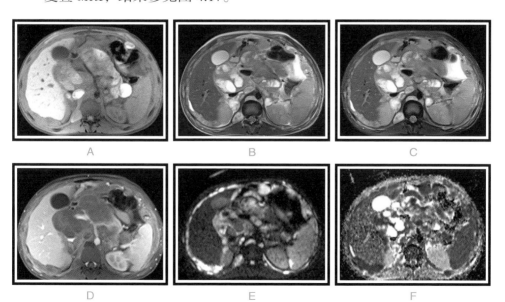

A            B            C

D            E            F

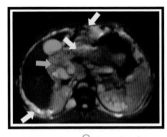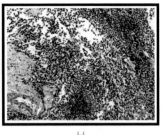

G                    H

**图 4.17　腹膜后促纤维组织增生性小圆细胞肿瘤治疗后复发后 MRI 及病理图**

A—轴位脂肪抑制 $T_1WI$；B—轴位 $T_2WI$；C—轴位脂肪抑制 $T_2WI$；D—轴位脂肪抑制 $T_1WI$ 增强；E—轴位 DWI（b=800）；F—ADC 图；G—融合图像；H—病理图（HE×100）

*影像所见*

腹腔、腹壁及腹膜后可见多发的大小不等且不规则结节或肿块，部分病灶融合，边界欠清晰（大者：7.5 cm×20 cm×28 cm）呈不均匀混杂信号，$T_1WI$ 呈低、等至高信号（图 4.17 A）；$T_2WI$ 及抑脂 $T_2WI$ 病灶呈等、稍高至高信号（图 4.17 B、C）；腹腔病灶及腹壁结节灶增强后呈明显不均匀强化，腹腔病灶内多发囊变区未见强化（图 4.17 D）。

DWI：腹腔病灶大部分呈高信号，其间夹杂类圆形及斑片状低信号区（图 4.17 E）；ADC 图：相应 DWI 高信号区呈低信号（图 4.17 F），ADC 值 $0.741×10^{-3}$ $mm^2/s$，相应 DWI 低信号区呈高信号（图 4.17 F），ADC 值 $3.800×10^{-3}$ $mm^2/s$；融合图像显示腹腔肿块大部分区域及腹膜病灶活性较强，提示肿瘤复发（图 4.17 G 黄色箭头），病灶内部局部坏死、囊变（图 4.17 G 绿色箭头）。

MRI 诊断：腹腔促纤维组织增生性小圆细胞肿瘤综合治疗后复发，病灶内部分坏死囊变，但仍可见多处肿瘤活性增高，并腹膜转移。

*分析与讨论*

促纤维组织增生性小圆细胞肿瘤（desmoplastic small round cell tumor, DSRCT）是一种罕见的、具有高度侵袭性的恶性肿瘤。好发于青少年，尤以男性为主，患者的中位年龄约 20 岁。1989 年，Gerald 等和 Ordonez 等先后报道了 DSRCT。目前，DSRCT 的组织细胞起源尚不明确，其免疫组化染色结果显示呈多向分化。绝大多数病理学家认为，DSRCT 可能源自原始多潜能细胞。

有关腹部 DSRCT 的 MRI 表现的文献报道较少，主要表现为位于腹腔、盆腔及腹膜后无明确器官来源的软组织影，单发或多发均可。$T_1WI$ 病灶多呈中等信号，$T_2WI$ 多呈高信号，信号多不均匀，增强后不均匀强化，病灶中心可见无强化的低信号区。DSRCT 最常见的部位是盆腔，沿腹膜广泛分布，也可见于腹膜后。肿瘤可发生腹膜多发种植播散、邻近脏器的直接侵犯，肝脏多发转移也较常见，另外还可见腹、盆腔淋巴结多发转移以及不同程度的腹水。腹部以外的血行转移较少见。发生于青少年或年轻人且具有此特点的腹部病变应考虑 DSRCT 的可能。MRI 的优势在于多方位、多序列成像易于显示肿瘤及其种植转移的范围，特别是 DWI 在显示多发腹膜种植播散及脏器转移的高信号病灶方面优势明显。

采用 DWI 及图像融合技术，可清晰显示本病例腹腔、腹膜后及腹壁病变，因恶性肿瘤组织水分子弥散明显受限，DWI 序列显示病灶呈斑片状不均匀高信号，相应 ADC 图呈不均匀稍低信号，且 ADC 值较低，融合图像能清晰显示病灶实质活性区，以及斑片状坏死区，并腹膜转移。为下一步治疗计划的制定提供了影像学依据。

腹部 DSRCT 需与其他发生于腹腔和腹膜后的肿瘤相鉴别[29]。

*鉴别要点*

*恶性纤维组织细胞瘤* 以中老年多见，好发部位为腹膜后，易侵犯腹膜后器官使之变形，与腹腔脏器脂肪间隙尚存在，内部钙化多呈团块状和（或）弧形，增强扫描呈中、重度强化，不发生种植转移。

*腹膜后或腹腔淋巴瘤* 多发生于中年男性，发病早期表现为腹膜后或腹腔多发淋巴结肿大，可以推移、包绕邻近血管，脾未受浸润前即出现体积增大，是淋巴瘤的一个显著特点。

*脂肪肉瘤* 发病多在 50~60 岁，以沿各间隙侵袭性生长为特点，易包绕大血管及腹腔脏器，大多数脂肪肉瘤内可见到脂肪信号或密度。

*神经母细胞瘤* 多见于婴幼儿，常位于脊柱旁，肿块多单发，可包埋腹主动脉和下腔静脉，钙化形式多样。

## 4.18　腹膜后淋巴瘤治疗后复发

患者女，60 岁。因确诊淋巴瘤 3 年，术后复发 1 年余入院。

患者 2011 年末无明显诱因出现上腹部阵发性疼痛，伴进食后腹胀，至当地医院行全身 PET/CT 检查示上腹部高代谢病灶。活检示：非霍奇金淋巴瘤，弥漫大 B 细胞淋巴瘤。2012 年 1 月行全身化疗 6 个周期，化疗后上腹部肿瘤明显缩小，上腹痛及腹胀消失。2012 年 11 月复查 CT 示上腹部肿瘤较前增大，考虑肿瘤复发，2013 年 1 月至 5 月行全身化疗（6 个周期），复查 CT 示上腹部肿瘤再次较前增大。于同年 12 月开始行上腹部肿瘤放疗，于 2014 年 2 月结束。

2014 年 6 月复查腹部 MRI，结果参见图 4.18。

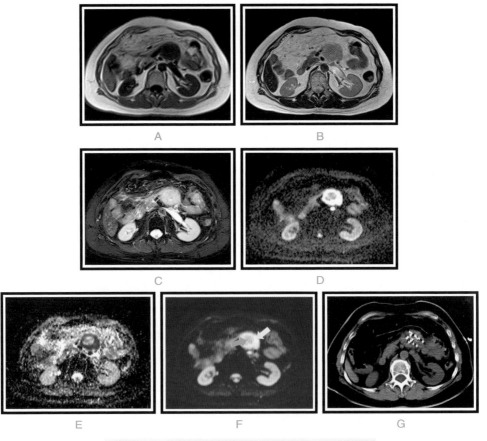

**图 4.18　腹膜后淋巴瘤治疗后复发 MRI 及 CT 图**

A—轴位 $T_1WI$；B—轴位 $T_2WI$；C—轴位脂肪抑制 $T_2WI$；D—轴位 DWI；E—ADC 图；F—融合图像；G—腹膜后淋巴瘤 [125]I 粒子植入术后 CT 图

**影像所见**

腹膜后可见大小不等的类圆形结节灶，较大病灶 4.3 cm×3.7 cm，边界模糊，与胰腺局部界限不清；$T_1WI$ 呈低信号（图 4.18 A）；$T_2WI$ 及抑脂 $T_2WI$ 呈稍高信号（图 4.18 B、C）；DWI：结节灶边缘部分呈高信号，病灶中心呈低信号（液化坏死）（图 4.18 D）；ADC 图：相应结节灶边缘呈低信号（图 4.18 E），ADC 值 $0.836 \times 10^{-3}$ $mm^2/s$；相应病灶中心呈高信号（图 4.18 E），ADC 值 $2.025 \times 10^{-3}$ $mm^2/s$。

融合图像示肿瘤边缘活性残留（图 4.18 F 黄色箭头），中央坏死（图 4.18 F 绿色箭头）。

MRI 诊断：腹膜后淋巴瘤治疗后复发，肿瘤活性较高，中央部分肿瘤坏死。

*治疗*

2014 年 6 月行腹膜后肿瘤 $^{125}I$ 粒子植入术（图 4.18 G），术程顺利。

*分析与讨论*

淋巴瘤是源自于淋巴造血系统的恶性肿瘤，分为非霍奇金淋巴瘤（NHL）和霍奇金淋巴瘤（HL）两类。NHL 发病率远高于 HL。腹膜后淋巴瘤以非霍奇金淋巴瘤多见，好发于 40~60 岁，其中起源于 B 细胞的占 70% 以上，淋巴瘤的临床症状多不典型，多表现为全身症状（如低热、腹痛、腹胀、消瘦、乏力等），少数伴有浅表淋巴结肿大。

典型腹膜后淋巴瘤呈较均质软组织，MRI 表现为 $T_1WI$ 呈等或稍低信号，$T_2WI$ 呈等或稍高信号，DWI 呈均匀的高信号，少见出血、坏死、囊变与钙化，增强扫描显示轻至中度均匀强化，病灶多位于腹膜后，大血管周围、胰周间隙、肠系膜广泛淋巴结肿大，呈均质融合性分叶团块状，包绕、侵犯周围动静脉血管，与包绕血管形成典型的"三明治征"[30]。

临床上淋巴瘤多采用放化疗结合的综合疗法，通常采用 PET/CT 检查评价疗效，但是 PET/CT 费用昂贵，检查时间长，部分患者无法耐受。本例腹膜后淋巴瘤治疗后，DWI 序列显示肿瘤呈高信号，内部见片状低信号坏死区，相应 ADC 图呈不均匀低信号，且 ADC 值较低，内部坏死区呈高信号，相应 ADC 值较高，融合图像能清晰显示病灶中心坏死区及肿瘤边缘活性残留区，可对疗效进行评估，以利进一步治疗。

*鉴别要点*

*腹膜后转移瘤* 临床多有明确原发肿瘤病史，腹腔积液多见，转移淋巴结多自原发灶按淋巴引流区域顺序转移，增强扫描转移淋巴结多为环形强化，内部坏死区常见。

<u>节细胞神经瘤</u> 常呈铸型生长，易包绕血管，但边界清晰，MRI 信号欠均匀，增强扫描呈渐进性不均匀轻度强化。

<u>神经母细胞瘤</u> 儿童多见，MRI 信号常不均匀，$T_2WI$ 呈明显高信号，肿瘤中心易发生囊变坏死，钙化多见，增强扫描呈明显不均匀强化。

（朱记超　张方璟　吴俊铠　王　横　陈燕萍　李忠海　周序珑）

参 考 文 献

［1］Sakurada A, Takahara T, Kwee TC, *et al*. Diagnostic performance of diffusion-weighted magnetic resonance imaging in esophageal cancer. *Eur Radiol*, 2009, 19(6): 1461~1469

［2］Liu S, He J, Guan W X, *et al*. Preoperative T staging of gastric cancer: comparison of diffusion-and $T_2$-weighted magnetic resonance imaging. *J Comput Assist Tomogr*, 2014, 38: 544~550

［3］Joo I, Lee JM, Kim JH, *et al*. Prospective comparison of 3T MRI with diffusion-weighted imaging and MDCT for thepreoperative TNM staging of gastric cancer. *J Magn Reson Imaging*, 2015, 41: 814~821

［4］Shinya S, Sasaki T, Nakagawa Y, *et al*. The usefulness of diffusion-weighted imaging (DWI) for the detection of gastric cancer. *Hepatogastroenterol*, 2007, 54: 1378~1381

［5］Avcu S, Arslan H, Unal O, *et al*. The role of diffusion-weighted MRI imaging and ADC values in the diagnosis of gastric tumors. *JBR-BTR*, 2012, 95(1): 1~5

［6］康英杰，张皓. 磁共振弥散加权成像在直肠癌检查中的价值. 磁共振成像，2015，6(2): 155~160

［7］郝帅营，许卫，李坤成等. 3.0 T 磁共振扩散加权成像在直肠癌诊断中的价值. 临床放射学杂志，2009，28(5): 652~655

［8］庄晓翌，余深平，崔冀等. 3.0 T 磁共振背景抑制弥散加权成像对直肠癌淋巴结转移的诊断价值. 中华胃肠外科杂志，2011，14(11): 842~845

［9］Turkbey B, Aras O, Karabulut N, *et al*. Diffusion-weighted MRI for detecting and monitoring cancer: a review of current applications in body imaging. *Diagn Interv Radiol*, 2012, 18: 46~59

［10］周智洋，刘得超. 肛管和肛周疾病的 MRI 诊断. 磁共振成像，2015，6(11): 868~875

［11］Johnson LG, Madeleine MM, Newcomer LM, *et al*. Anal cancer incidence and survival: the surveillance, epidemiology, and end results experience, 1973—2000. *Cancer*, 2004, 101:

281~288

［12］龚静山，杨鹏，徐坚民等. 胃肠道间质瘤的 CT 和 MRI 诊断. 临床放射学杂志，2008，17(1): 62~65

［13］王关顺，刘云霞，李振辉等. 胃肠道外间质瘤的 CT 和 MRI 表现. 临床放射学杂志，2013，32(1): 76~79

［14］Kim SY, Lee SS, Byun JH, *et al*. Malignant hepatic tumors: short-term reproducibility of apparent diffusion coefficients with breath-hold and respiratory-triggered diffusion-weighted MRI imaging. *Radiology*, 2010, 255: 815~823

［15］Nasu K, Kuroki Y, Tsukamoto T, *et al*. Diffusion-weighted imaging of surgically resected hepatocellular carcinoma: imaging characteristics and relationship among signal intensity, apparent diffusion coefficient, and histopathologic grade. *AJR Am J Roentgenol*, 2009, 193: 438~444

［16］罗敏，高源统，彭文献等. 扩散加权序列动态评估原发性肝癌疗效的应用价值. 放射学实践，2011，26(1): 55~58

［17］Yu JS, Kim JH, Chung JJ, *et al*. Added value of diffusion-weighted imaging in the MRI assessment of perilesional tumor recurrence after chemoembolization of hepatocellular carcinomas. *J Magn Reson Imaging*, 2009, 30: 153~160

［18］薛鹏，高剑波，张伟等. 高场 MRI 诊断周围型肝内胆管细胞癌. 中国医学影像技术，2013，29(2): 243~246

［19］王余，王海平，彭鹏等. 磁共振扩散加权成像在肝外胆管癌诊断中的应用研究. 临床放射学杂志，2011，30(10): 1467~1470

［20］Kubota K, Yamanishi T, Itoh S, *et al*. Role of diffusion-weighted imaging in evaluating therapeutic efficacy after transcatheter arterial chemoembolization for hepatocellular carcinoma. *Oncol Rep*, 2010, 24: 727~732

［21］Chung WS, Kim MJ, Chung YE, *et al*. Comparison of gadoxetic acid-enhanced dynamic imaging and diffusion-weighted imaging for the preoperative evaluation of colorectal liver metastases. *J Magn Reson Imaging*, 2011, 34: 345~353

［22］Lee EW, Chen C, Prieto VE, *et al*. Advanced hepatic ablation technique for creating complete cell death: irreversible electroporation. *Radiology*, 2010, 255: 426~433

［23］Guo Y, Zhang Y, Nijm GM, *et al*. Irreversible electroporation in the liver: contrast-enhanced inversion-recovery MRI imaging approaches to differentiate reversibly electroporated penumbra from irreversibly electroporated ablation zones. *Radiology*, 2011, 258: 461~468

［24］Padia SA, Johnson GE, Yeung RS, *et al*. Irreversible electroporation in patients with hepatocellular carcinoma: immediate versus delayed findings at MRI imaging. *Radiology*, 2016, 278: 285~294

［25］张静，叶慧义，蔡幼铨等. 胰腺实性假乳头状瘤 MRI 表现与病理对照分析. 中华肝胆外科杂志，2009，15(5): 362~364

［26］史玉振，王中秋，卢光明等. 胰腺神经内分泌肿瘤的影像学表现与临床病理对照分析. 临床放射学杂志，2011，30(11): 1618~1623

［27］肖文波，王照明，许顺良. 腹膜后脂肪肉瘤的影像学和病理学分析. 中华肿瘤杂志，2005，27(4): 235~237

［28］刘玉林，陈长春，陈宪等. 原发腹膜后少见肿瘤的影像鉴别诊断. 临床放射学杂志，2014，33(6): 950~952

［29］朱杏莉，焦馗，全显跃. 腹部促纤维增生性小圆细胞瘤的影像学表现与鉴别诊断. 放射学实践，2006，21(3): 315~317

［30］郭苏晋，刘军，全亚洲等. 腹膜后淋巴瘤 MRI 表现( 附 10 例报告 ). 医学影像学杂志，2014，24(8): 1419~1421

## 5.1　肾细胞癌 ▶

患者男，53 岁。因发现右肾肿瘤半年余，右侧腰背部疼痛 1 个月入院。患者于半年前体检行腹部彩超检查时发现右肾肿瘤，进一步行腹部 CT 检查提示：右肾见一 4.2 cm×3.6 cm 病灶，考虑为肾癌；未行任何治疗。1 个月前患者开始出现右侧腰背部疼痛，当地医院 CT 检查提示右肾区肿块较前有增大，后行组织活检为透明细胞癌而入院。

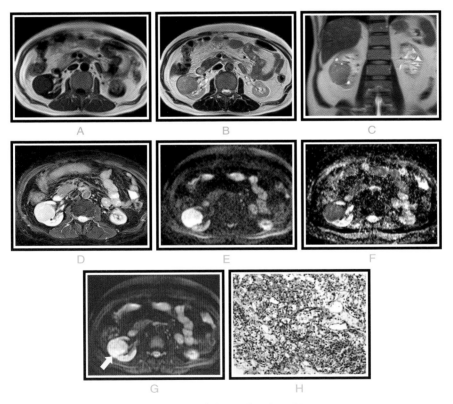

**图 5.1　右肾癌 MRI 及病理图**

A—轴位 $T_1WI$；B—轴位 $T_2WI$；C—冠状面 $T_2WI$；D—轴位脂肪抑制 $T_2WI$；E—轴位 DWI（b=800）；F—轴位 ADC 图；G—轴位融合图像；H—病理图（HE×200）

**影像所见**

右肾中下极外侧实质内见类圆形软组织肿块，$T_1WI$ 呈低信号（图5.1 A）；$T_2WI$ 呈稍高信号（图5.1 B、C），$T_2WI$ 脂肪抑制像呈高信号（图5.1 D）；边界清晰，肿瘤周围见不完整低信号环，肾实质及肾盂肾盏受压变形。DWI：右肾肿块呈高信号（图5.1 E），ADC 图：右肾肿块呈低信号（图5.1 F），ADC 值 $0.921 \times 10^{-3}$ $mm^2/s$。

融合图像提示恶性肿瘤，活性较强（图5.1 G 黄色箭头）。

MRI 诊断：右肾占位性病变，性质考虑为肾癌。

**治疗与病理**

入院后手术切除肿瘤，病理示：（右侧）肾盂黏膜已有累及，肿瘤已突破包膜累及肾周脂肪囊，但未见血管内癌栓，右侧输尿管切除缘未见累及。镜下见肾脏结构破坏，癌细胞体积大，胞质丰富，透明；核小卵圆形；核膜、核仁不清晰，核分裂少，癌细胞呈巢团状排列，间质血管丰富（图5.1 H）。免疫组化：Vimentin（＋），CK（＋），P504S（＋），P53（＋），Ki-67＜1%，RCC（－），WT-1（－）。病理诊断：（右侧）肾透明细胞癌。

**分析与讨论**

肾细胞癌（renal cell carcinoma）是一组源自肾小管上皮的恶性肿瘤，约占所有肾恶性肿瘤的90%以上，男女发病率之比约为2.3:1，发病高峰年龄在50~70岁，常为单侧发病。可发生在肾脏的任何部位，但以肾上、下极多见。

组织病理上肾癌可分为透明细胞癌、乳头状细胞癌、嫌色细胞癌、肾集合管癌及多房囊性肾癌等多种类型，其中以透明细胞癌多见（约占75%以上）。肾细胞癌典型的临床三联征为间歇性血尿、腰部疼痛和局部肿块，但同时出现仅见于约10%的病例。

较小的肾透明细胞癌（长径＜4.0 cm）较少发生出血、坏死、囊变，且肿瘤的 $T_1$ 弛豫时间与肾脏髓质相近，MRI $T_1WI$ 呈均匀等或稍低信号，肿瘤 $T_2$ 弛豫时间略长于肾髓质的 $T_2$ 弛豫时间，$T_2WI$ 为均匀略高信号。肿瘤生长缓慢，对周围肾组织压迫并被纤维组织环绕，形成假包膜，MRI 表现为 $T_1WI$、$T_2WI$ 环绕肿块的低信号，尤以 $T_2WI$ 显示明显。假包膜为诊断肾细胞癌较可靠的征象[1]，本例 $T_2WI$ 亦能见到肿瘤周围不完整的低信号假包膜。较大肿瘤（长径＞4.0 cm）易发生出血、坏死或囊变，MRI 信号不均匀，$T_1WI$、$T_2WI$ 均为混杂信号。肾透明细胞癌大多数为富血供的肿瘤，增强扫描肿瘤实质明显强化，尤以皮质期信号对比最明显。

肾脏组织含水量大，血供丰富，位置深在，受呼吸运动影响较小，故是DWI 在体部应用较为理想的脏器。恶性肿瘤细胞数多，排列密集，细胞核较大，细胞外间隙小，水分子弥散受限，DWI 呈高信号，ADC 图呈低信号[2]。

常规 MRI 显示本例右肾病变，因癌组织水分子弥散明显受限，DWI序列显示为均匀高信号，相应 ADC 图呈均匀低信号，融合图像提示肿瘤活性较高。应用 ADC 值对不同类型肾细胞癌鉴别的研究也取得了很好的效果，张瑾等[3] 研究发现：肾透明细胞癌 ADC 值明显高于其他类型的肾癌，随着肿瘤细胞级别的升高，肿瘤 ADC 值逐渐降低。由于病理分级是判断肾透明细胞癌预后的重要因素，因此，ADC 值可能有助于预测肿瘤的恶性程度及评价预后。

较小的肾细胞癌需与肾错构瘤及其他良性肿瘤鉴别，大多数错构瘤含有明显的脂肪成分，乏脂型错构瘤的 T₂WI 信号通常较肾癌信号低，且恶性肿瘤水分子弥散受限，DWI 可有助于良、恶性肿瘤的鉴别。

## 5.2　肾盂癌 ▶

患者女，74 岁。5 个月前无明显诱因出现肉眼血尿，1 个月前外院MRI 检查发现右肾盂占位，并行右肾盂肿块穿刺活检，病理示：（右肾盂）高级别乳头状尿路上皮癌。

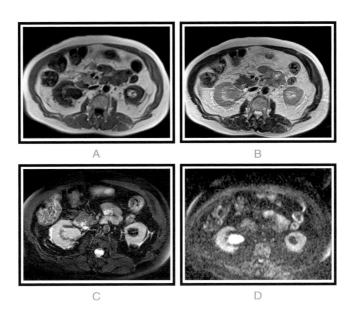

A　　　　　　　　　B

C　　　　　　　　　D

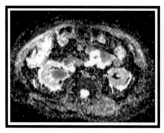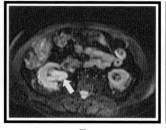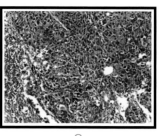

E                    F                    G

**图 5.2-1　右侧肾盂癌（治疗前）MRI 及病理图**

A—轴位 $T_1WI$；B—轴位 $T_2WI$；C—轴位脂肪抑制 $T_2WI$；D—轴位 DWI
（b=800）；E—ADC 图；F—融合图像；G—病理图（HE×200）

*影像所见（治疗前）*

右肾盂内可见一软组织影（3.7 cm×2.5 cm），边界尚清晰，$T_1WI$ 呈
低信号（图 5.2-1 A）；$T_2WI$ 呈稍高信号（图 5.2-1 B）；脂肪抑制 $T_2WI$
呈高信号（图 5.2-1 C）；DWI：右肾盂内软组织肿块呈高信号（图 5.2-1 D），
ADC 图：右肾盂内肿块呈低信号（图 5.2-1 E），ADC 值 $1.093×10^{-3}$ mm²/s。

融合图像示病灶活性较高，提示恶性肿瘤（图 5.2-1 F 黄色箭头）。

MRI 诊断：右侧肾盂内占位性病变，考虑为肾盂癌。

*治疗与病理*

入院后行 B 超引导下右肾盂肿瘤氩氦刀冷冻消融术+$^{125}$I 粒子植入术。
术中穿刺活检病理示：肿瘤细胞呈巢状排列，体积大；胞质丰富，透明；
核大，大小不等，深染，核膜、核仁不清晰，核分裂多见（图 5.2-1 G）。
免疫组化：CK7（－）、CK20（＋），Villin（－），34βE12（＋），WT-1（－），
RCC（－），Syn（－），CD56（－），CK18（＋）、CK8（＋），CEA（＋），
EMA（＋），MUC-1（＋）、MUC-2（＋），Ki-67（＞50%＋），P53（＋）。
病理诊断：（右肾盂）高级别尿路上皮癌。

治疗后 2 个月复查 MRI 参见图 5.2-2。

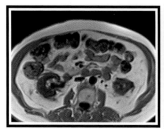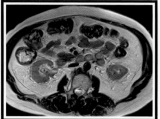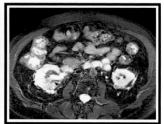

A                    B                    C

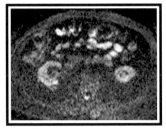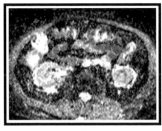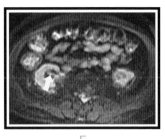

**图 5.2-2　右侧肾盂癌（治疗后）MRI 图像**

A—轴位 T$_1$WI；B—轴位 T$_2$WI；C—轴位脂肪抑制 T$_2$WI；D—轴位 DWI
（b=800）；E—轴位 ADC 图；F—融合图像

*影像所见（治疗后）*

右肾盂内软组织影较前明显缩小（1.4 cm × 0.7 cm），T$_1$WI 呈低信号（图
5.2-2 A）；T$_2$WI 呈稍高信号（图 5.2-2 B），其内似可见更低信号碘粒子
影；脂肪抑制 T$_2$WI 呈高信号（图 5.2-2 C）；DWI：右肾盂内残留病灶呈
等信号（图 5.2-2 D）；ADC 图：相应残留病灶呈稍低信号（图 5.2-2 E），
ADC 值 $1.514 \times 10^{-3}$ mm$^2$/s；融合图像提示右肾盂内病灶较前明显缩小，活
性被抑制（图 5.2-2 F 黄色箭头）。

MRI 诊断：右侧肾盂癌治疗后改变，病灶较前明显缩小，活性被抑制。

*分析与讨论*

肾盂癌是源自尿路上皮细胞的恶性肿瘤，其发病率占肾肿瘤的
7%~10%，其中大多为乳头状移行细胞癌[4]。

目前肾盂肿瘤常用的影像学检查方法有 B 超、静脉肾盂造影、CT 和
MRI。B 超检查无创、方便，是体检及普查的检查方法；静脉肾盂造影可
见肾盂、肾盏内充盈缺损，但若肾盂肿瘤导致梗阻积水时，显影往往不佳。
肾盂癌在 CT 图像上为肾盂内软组织影，平扫呈等密度，增强扫描轻中度
强化，延迟扫描的 CTU 可见正常充满高密度对比剂的肾盂内充盈缺损，
此外，CT 还可较清晰地显示周围淋巴结转移状况。但 CT 扫描具有较高的
辐射剂量，部分肾功能不全的患者无法进行静脉注射碘对比剂增强扫描。

MRI 软组织分辨率高，且无电离辐射，是安全、准确的影像学检查手
段。肾盂内病灶在 MRI 图像上呈 T$_1$WI 低信号，T$_2$WI 高信号，DWI 序列
上可见明显信号增高，ADC 值降低，这是因为肿瘤细胞增殖较快，细胞
外间隙变小，水分子扩散较慢。Akita 等[5]将增强扫描与 DWI 序列进行比
较认为，DWI 诊断病变的敏感性更高，且 DWI 具有无电离辐射，无需注

射对比剂等优势，目前已广泛应用于肾盂癌术前诊断及术后复查的评估，特别是应用于因肾功能不全而无法进行 CT 及 MRI 增强扫描的患者。

本例肾盂癌治疗前，右侧肾盂病灶 DWI 呈高信号，ADC 图呈低信号，ADC 值较低；融合图像清晰显示病灶内水分子弥散明显受限，提示恶性肿瘤，活性较强。治疗后 MRI 复查示原右侧肾盂病灶明显缩小，残留病灶 DWI 呈等信号，ADC 图呈稍低信号，ADC 值较前升高，融合图像示残留病灶活性较前明显降低。DWI 技术可较好地观察治疗后肿瘤活性的变化，并能监测肿瘤是否存在活性，用于评价疗效，为临床下一步治疗提供影像学依据。

当肾盂癌局限于肾盂肾盏内时，需与阴性结石及血块相鉴别。结石多呈边缘光滑的类圆形充盈缺损，短期内复查结石的位置可能移动。肾盂肾盏内血块常在数日内排出，其形态、位置、大小、密度或信号可随时间变化。当肾盂癌侵犯肾实质时应与肾癌相鉴别，因肾癌血供丰富，增强扫描强化程度较肾盂癌明显，是两者鉴别点之一。

## ◀ 5.3 膀胱癌

患者男，64 岁。间断出现全程性肉眼血尿 1 年，无明显诱因，无尿痛、尿频、尿急，无排尿困难，无排尿中断，外院膀胱镜检查发现膀胱菜花样肿瘤，予以活检病理示：低级别尿路上皮癌。为进一步诊治入院。

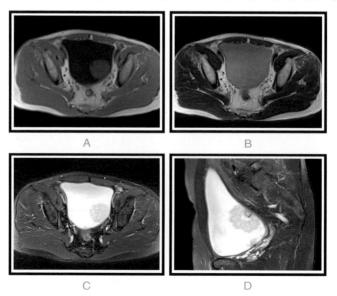

A        B

C        D

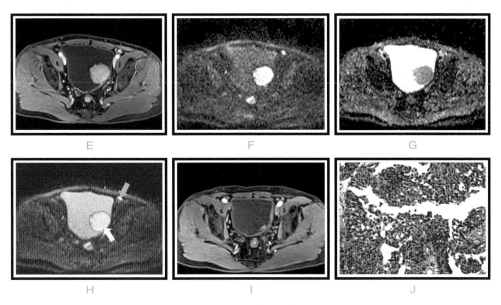

**图 5.3　膀胱癌 MRI 及病理图**

A—轴位 $T_1WI$；B—轴位 $T_2WI$；C—轴位脂肪抑制 $T_2WI$；D—矢状面脂肪抑制 $T_2WI$；E—轴位脂肪抑制 $T_1WI$ 增强；F—轴位 DWI（b=800）；G—ADC 图；H—融合图像；I—治疗后复查轴位脂肪抑制 $T_1WI$ 增强；J—病理图（HE×200）

*影像所见*

膀胱左后壁可见一团块状异常信号（4.3 cm×4.0 cm），$T_1WI$ 呈稍低信号（图 5.3 A）；$T_2WI$ 及脂肪抑制序列呈稍高信号（图 5.3 B、C）；病灶表面欠光滑，肿块突向腔内生长，矢状面示膀胱后下壁亦可见一个稍小病灶（图 5.3 D）；增强扫描病灶明显强化（图 5.3 E）；DWI：膀胱肿块呈高信号（图 5.3 F），ADC 图：相应膀胱肿块呈稍低信号（图 5.3 G），ADC 值 $1.055×10^{-3}$ mm²/s；融合图像示病灶活性较强，提示为恶性肿瘤（图 5.3 H 黄色箭头）。

左侧腹股沟区可见一枚稍大淋巴结，DWI 呈高信号（图 5.3 F），ADC 图呈低信号（图 5.3 G），ADC 值 $1.085×10^{-3}$ mm²/s；融合图像提示淋巴结转移（图 5.3 H 绿色箭头）。

MRI 诊断：膀胱癌并左侧腹股沟淋巴结转移。

*治疗与病理*

入院后行膀胱肿瘤冷冻消融术。术中病理示：肿瘤细胞呈梭形或多边形；胞质丰富，透亮；核呈卵圆形，深染；可见核仁、核分裂较少，肿瘤细胞呈乳头状排列，肌层组织尚好，未见肿瘤累及（图 5.3 J）。病理诊断：

膀胱低级别尿路上皮癌。

治疗后 2 个月复查 MRI 示膀胱肿瘤明显缩小（图 5.3 I）。

**分析与讨论**

膀胱癌是泌尿系统最常见的肿瘤之一[6]，约占全身恶性肿瘤的 4%，好发于 50~70 岁男性，最好发的部位为膀胱三角区，其次为侧壁及后壁。膀胱癌多为移行细胞癌，少数为鳞状细胞癌和腺癌。

目前膀胱癌常用的影像学检查方法为 CT 和 MRI。在低密度的膀胱周围脂肪及膀胱内尿液的对比下，膀胱癌 CT 平扫多表现为突入腔内的软组织肿块，呈菜花、结节或分叶状，与膀胱壁相连的基底部较宽，肿块密度较均匀，增强扫描多为均匀强化。膀胱癌 MRI 形态学表现与 CT 相仿。肿瘤 $T_1WI$ 呈等或稍低信号，略高于周围肌肉信号，但远低于周围脂肪信号，$T_2WI$ 呈稍高信号，在高信号的尿液对比下显示更清晰，增强扫描肿瘤明显强化。

肿瘤细胞增殖活跃，细胞核增大，核质比增高，细胞增多且排列紧密，导致细胞外间隙减小，水分子扩散受限，DWI 信号增高，ADC 值降低[7]，较 MRI 常规序列更易发现病灶，因此 DWI 序列在显示较小的膀胱癌病灶时体现出明显的优势，这是因为膀胱癌病灶较小时，$T_1WI$ 及 $T_2WI$ 易被膀胱内尿液掩盖而难以显示，而膀胱癌病灶在 DWI 及融合图像上大多呈明亮高信号结节，易被检出。本例肿瘤在 DWI 上呈明亮高信号，肿瘤位置、大小及浸润范围显示清晰，左侧腹股沟区肿大淋巴结亦呈高信号，故能较好地判断肿瘤的浸润范围、大小、数目，并有助于检出转移的淋巴结。

膀胱癌需与膀胱内阴性结石及血块相鉴别。阴性结石及血块表现为膀胱内充盈缺损，但改变体位可有位置变化。早期膀胱癌还需与膀胱良性肿瘤及膀胱慢性炎症引起的膀胱壁局限性增厚相鉴别，DWI 及融合图像有助于良、恶性病变的鉴别。

# ◢ 5.4 前列腺癌

## 5.4.1 前列腺癌

患者男，72 岁。体检时发现 TPSA 13.84 ng/ml，当地医院 MRI 提示前列腺左侧外周带前列腺癌（Ⅲ期），行穿刺活检示：前列腺癌。Gleason

评分：3+3=6 分。

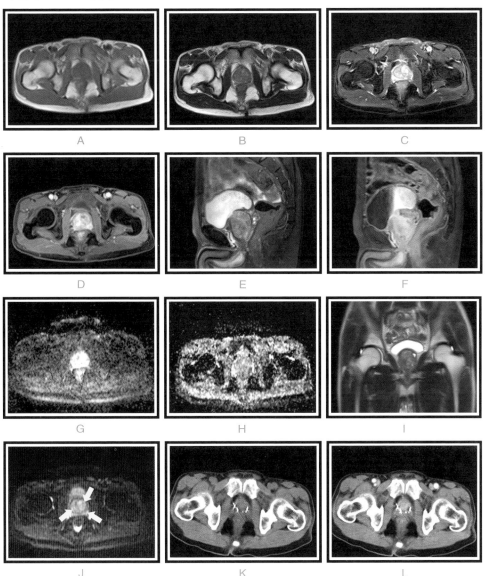

**图 5.4.1　前列腺癌 MRI 图像**

　　A—轴位 $T_1WI$；B—轴位 $T_2WI$；C—轴位脂肪抑制 $T_2WI$；D—轴位脂肪抑制
$T_1WI$ 增强；E—矢状面脂肪抑制 $T_2WI$；F—矢状面脂肪抑制 $T_1WI$ 增强；G—轴位
DWI（b=800）；H—轴位 ADC 图；I—冠状面 $T_2WI$；J—轴位融合图像；K—治
疗后复查 CT 平扫；L—治疗后复查 CT 增强

**影像所见**

前列腺体积增大，其内信号不均匀，呈结节状异常信号，中央腺与外周带分界欠清。左侧外周带可见一结节，T₂WI 呈低信号（图 5.4.1 B、C）；中央腺左右各见一结节（分别为 2.45 cm×1.8 cm，2.0 cm×1.7 cm），T₁WI 呈等或低信号（图 5.4.1 A）；T₂WI 及抑脂 T₂WI 呈高低不等混杂信号（图 5.4.1 B、C、E、I）；增强扫描中央腺体及左侧外周带病灶均明显强化，中央腺左侧病灶内见无强化坏死区，边缘似可见低信号假包膜（图 5.4.1 D、F）；DWI：前列腺中央腺体及左侧外周带病灶均呈高信号（图 5.4.1 G）；ADC 图：前列腺中央腺体及左侧外周带病灶呈低信号（图 5.4.1 H），ADC 值 $1.136×10^{-3}$ mm²/s；融合图像示前列腺病灶活性较强，提示恶性肿瘤（图 5.4.1 J 黄色箭头）。

MRI 诊断：前列腺中央腺及左侧外周带结节，考虑前列腺癌可能。

*治疗*

入院后行前列腺肿瘤氩氦刀冷冻消融术 +¹²⁵I 粒子植入术，术后复查 CT 示前列腺肿瘤较前缩小（图 5.4.1 K、L）。

*分析与讨论*

前列腺癌是中老年男性常见的恶性肿瘤之一，发病率位居男性肿瘤首位，死亡率居第三位[8]，其预后及治疗主要取决于早期诊断及术前分期评估。

前列腺癌早期筛查方法主要包括前列腺特异性抗原（PSA）检测、直肠指检（DRE）、经直肠超声（TRUS）引导下穿刺活检、磁共振检查（MRI），以及正电子发射型电子计算机断层扫描（PET/CT）。最终确诊依赖于前列腺穿刺活检或术后病理。MRI 拥有良好的软组织分辨率，以及多序列、多参数成像的优势，可较好地显示前列腺结构，被认为是前列腺病变首选的影像学检查方法[9]。

前列腺癌常发生于外周带和移行带，最常见部位为外周带（约占75%），而中央腺体仅占 8%。前列腺癌典型的 MRI 表现为前列腺呈分叶状、不对称性增大，T₂WI 外周带内出现局限性低信号结节，动态增强扫描早期明显强化，强化程度随时间变化减弱，动态曲线多呈速升速降（流出型）[10]。盆腔脂肪间隙的消失提示病灶向周围侵犯或累及邻近组织结构。

前列腺癌组织结构紊乱，肿瘤细胞体积小，排列紧密，细胞外间隙缩小，水分子扩散明显受限，DWI 表现为增大的前列腺内的局灶性高信号，ADC 图表现为低信号。

前列腺癌主要与良性前列腺增生相鉴别，两者均可见前列腺体积增大，良性前列腺增生主要发生在中央腺体（中央腺体积常呈均匀的对称性增大，外周带受压明显变薄，动态增强扫描强化较均匀）。因单位体积内的细胞数量未明显增加，DWI 呈等或稍高信号，ADC 图呈等或稍低信号。

本例外周带及中央腺内部可见多个混杂信号结节影，DWI 呈高信号，ADC 值较低，融合图像提示为恶性病变。其中，外周带内 $T_2WI$ 低信号结节病灶易于诊断，但常规序列对中央腺体内的病灶定性较困难，结合 DWI 序列可以弥补常规序列的不足，对提高前列腺癌诊断的准确率有重要作用。

### 5.4.2　前列腺癌术后复发

病例 1

患者男，78 岁。无明显诱因出现排尿困难，伴尿频、尿急、尿痛，行盆腔 MRI 检查提示膀胱及前列腺肿块，行膀胱镜下膀胱及前列腺肿块切除术，术后病理诊断为低分化腺癌，PSA（＋），CK7（－）、CK20（－），P63（－），考虑病灶源自前列腺。

术后半年复查 MRI，结果参见图 5.4.2-1。

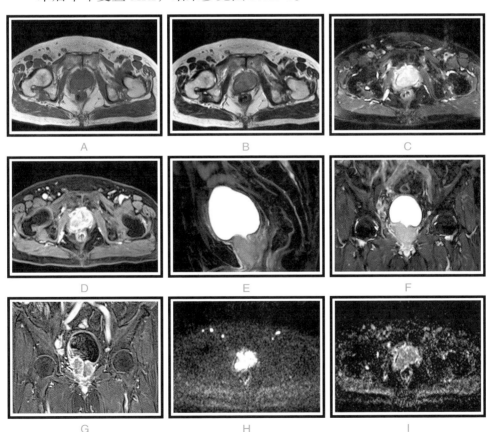

A　　　　　　　　　B　　　　　　　　　C

D　　　　　　　　　E　　　　　　　　　F

G　　　　　　　　　H　　　　　　　　　I

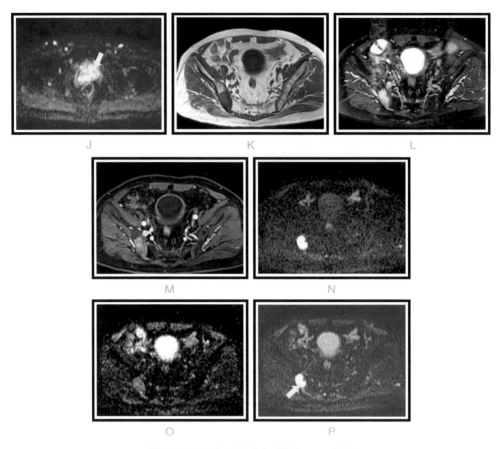

图 5.4.2-1　前列腺癌术后复发 MRI 图像

A—轴位 $T_1WI$；B—轴位 $T_2WI$；C—轴位脂肪抑制 $T_2WI$；D—轴位脂肪抑制
$T_1WI$ 增强；E—矢状面脂肪抑制 $T_2WI$；F—冠状面脂肪抑制 $T_2WI$；G—冠状面脂
肪抑制 $T_1WI$ 增强；H—轴位 DWI（b=800）；I—轴位 ADC 图；J—轴位融合图像；
K—髂骨层面轴位 $T_1WI$；L—髂骨层面轴位脂肪抑制 $T_2WI$；M—髂骨层面轴位脂
肪抑制 $T_1WI$ 增强；N—髂骨层面轴位 DWI（b=800）；O—髂骨层面 ADC 图；P—
髂骨层面融合图像

**影像所见**

前列腺癌电切术后，前列腺体积增大，内见团块状异常信号（5.0 cm×
4.6 cm），$T_1WI$ 呈等信号（图 5.4.2-1 A）；$T_2WI$ 呈稍高信号（图 5.4.2-1 B）；
脂肪抑制 $T_2WI$ 呈不均匀高信号（图 5.4.2-1 C、E、F）；增强扫描呈不均
匀明显强化（图 5.4.2-1 D、G）；DWI：前列腺病灶呈高信号（图 5.4.2-1 H），
ADC 图：相应前列腺病灶呈低信号（图 5.4.2-1 I），ADC 值 $0.548×10^{-3}\ mm^2/s$；
融合图像：病灶活性较强，提示肿瘤复发（图 5.4.2-1 J 黄色箭头）。

右侧髂骨呈局灶性膨胀性信号异常，$T_1WI$ 呈低信号（图 5.4.2-1 K）；抑脂 $T_2WI$ 呈高信号（图 5.4.2-1 L）；增强扫描中度强化（图 5.4.2-1 M）；DWI 呈高信号（图 5.4.2-1 N）；ADC 图呈低信号（图 5.4.2-1 O），ADC 值为 $0.518 \times 10^{-3}$ mm²/s；融合图像提示转移瘤（图 5.4.2-1 P 黄色箭头）。

MRI 诊断：前列腺癌术后复发，并右侧髂骨转移。

*治疗*

入院后在超声引导下行前列腺癌氩氦刀冷冻消融术 + $^{125}$I 粒子植入术治疗。

*病例 2*

患者男，60 岁。前列腺癌综合治疗 1 年，双侧髋部疼痛半年余。

患者于 2014 年 8 月无明显诱因出现排尿不畅，当地医院诊断为前列腺癌。2015 年 1 月出现双侧髋部疼痛，胸片检查发现双肺多发结节，考虑转移。遂行前列腺肿瘤电切术，术后病理为腺癌，之后行内分泌治疗。

自 2015 年 6 月起双侧髋部疼痛较前加重，入院就诊。行 MRI 检查，结果参见图 5.4.2-2。

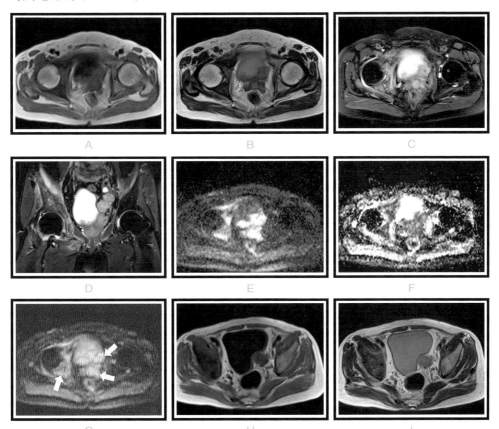

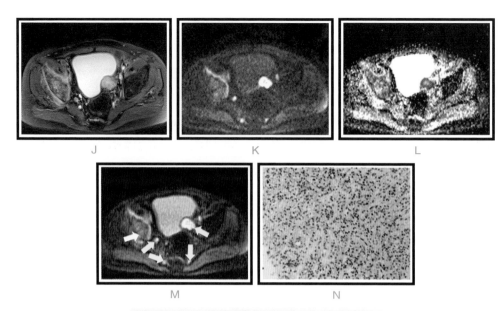

**图 5.4.2-2　前列腺癌术后复发 MRI 及病理图**

A—轴位 $T_1WI$；B—轴位 $T_2WI$；C—轴位脂肪抑制 $T_2WI$；D—冠状面脂肪抑制 $T_2WI$；E—轴位 DWI（b=800）；F—轴位 ADC 图；G—融合图像；H—髂骨层面轴位 $T_1WI$；I—髂骨层面轴位 $T_2WI$；J—髂骨层面轴位脂肪抑制 $T_2WI$；K—髂骨层面轴位 DWI（b=800）；L—髂骨层面轴位 ADC 图；M—髂骨层面融合图像；N—病理图（HE×200）

**影像所见**

前列腺癌电切术后，前列腺形态欠规则，前列腺内及周围见多发融合结节影，呈分叶状（5.1 cm×4.6 cm×4.9 cm），$T_1WI$ 呈等信号（图 5.4.2-2 A、H），$T_2WI$ 呈稍高信号（图 5.4.2-2 B、I），脂肪抑制 $T_2WI$ 呈稍高信号（图 5.4.2-2 C、D、J），与膀胱后下壁、双侧精囊腺、直肠前壁分界不清；盆腔内见肿大淋巴结影；DWI：前列腺肿块呈高信号（图 5.4.2-2 E），盆腔内肿大淋巴结呈高信号（图 5.4.2-2 K）；ADC 图：相应前列腺肿块呈低信号（图 5.4.2-2 F），ADC 值 $0.832×10^{-3}$ $mm^2/s$；盆腔内肿大淋巴结呈低信号（图 5.4.2-2 L），ADC 值 $0.598×10^{-3}$ $mm^2/s$；融合图像提示前列腺肿块及盆腔淋巴结均活性较强（图 5.4.2-2 G、M 黄色箭头）。

右侧髂臼及髂骨骨皮质毛糙，髓腔内骨质破坏，信号不均匀增高，$T_1WI$ 呈低信号（图 5.4.2-2 H）；$T_2WI$ 及脂肪抑制 $T_2WI$ 呈略高信号（图 5.4.2-2 I、J）；DWI：相应病灶呈高信号（图 5.4.2-2 K）；ADC 图：相应病灶呈低信号（图 5.4.2-2 L），ADC 值 $0.800×10^{-3}$ $mm^2/s$；融合图像提示右侧髋臼及髂骨为转移病灶，肿瘤活性较强（图 5.4.2-2 G、M 白色箭头）。

　　MRI 诊断：前列腺癌术后复发，并盆腔内淋巴结转移，右侧髋臼、髂骨转移瘤。

### 治疗与病理

　　2015 年 9 月行前列腺肿瘤氩氦刀冷冻消融术 +$^{125}$I 粒子植入术，手术顺利。术中穿刺病理示：前列腺组织结构破坏，癌细胞体积小，胞质透明，核小圆形，较深染，癌细胞呈小腺泡状排列（图 5.4.2-2 N）。免疫组化：PSA（-），P504S（+），P63（-），Syn（-），Ki-67（<1%），病理诊断：（前列腺）低分化腺癌，Gleason 评分 5 分。

### 分析与讨论

　　关于前列腺癌治疗后的评估，临床多采用前列腺特异抗原（PSA）水平进行监测，但因受多种因素影响，单纯依靠 PSA 难以全面评估前列腺癌患者治疗后的病情变化[11]。如果以肿瘤体积改变作为评价指标的方法，又明显滞后于肿瘤微循环改变及肿瘤细胞坏死等功能性改变。

　　由于不同组织内水分子弥散受限程度不同，测定组织的弥散系数可以反映组织细胞构成状况。肿瘤组织中细胞密度及细胞外间隙的变化使得肿瘤组织弥散系数发生变化，DWI 序列通过获取定量化的 ADC 值[12]，可在活体水平检测组织的功能性改变，不仅可用于前列腺病变的鉴别，更可作为治疗监测与疗效评估的手段。

　　肿瘤复发需与各种治疗后的改变相鉴别，复发的肿瘤组织细胞密度增高，细胞外间隙变窄，水分子弥散受限，与治疗后炎性改变或纤维化等有明显的不同。ADC 值的显著下降可成为肿瘤复发的重要征象，与动态增强等其他 MRI 序列及前列腺特异抗原（PSA）水平相结合，可提高肿瘤复发诊断的准确性。

　　本组病例均为前列腺癌术后病例，MRI 扫描可见局限于前列腺区域或累及周围盆腔结构的分叶状、结节状病灶，DWI 呈明显高信号，ADC 值显著降低；融合图像：病灶活性较强，提示肿瘤复发转移，为进一步治疗提供影像学依据。

## 5.5　宫颈癌

### 5.5.1　宫颈癌

病例 1

　　患者女，33 岁。4 个月前孕前检查时发现宫颈糜烂性病变，活检病理示宫颈 4 点、8 点乳头状鳞状细胞癌，局灶性浸润。

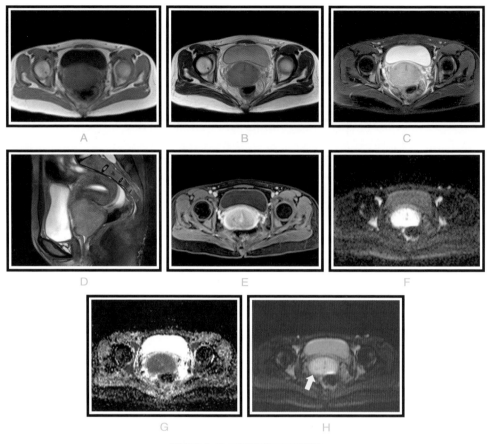

**图 5.5.1-1　宫颈癌 MRI 图像**

A—轴位 T₁WI；B—轴位 T₂WI；C—轴位脂肪抑制 T₂WI；D—矢状面脂肪抑制 T₂WI；E—轴位脂肪抑制 T₁WI 增强；F—轴位 DWI（b=800）；G—ADC 图；H—融合图像

### 影像所见

子宫颈明显增大，呈不规则肿块（7.4 cm×5.6 cm×4.8 cm），信号较均匀，T₁WI 呈稍低信号（图 5.5.1-1 A）；T₂WI 及抑脂 T₂WI 呈稍高信号（图 5.5.1-1 B~D）；增强扫描呈略不均匀强化（图 5.5.1-1 E），边界清晰；DWI：宫颈肿块呈高信号（图 5.5.1-1 F）；ADC 图：宫颈肿块呈低信号（图 5.5.1-1 G），ADC 值 0.847×10⁻³ mm²/s；融合图像：病变活性较强，提示恶性（图 5.5.1-1 H 黄色箭头）；另外，双侧髋臼 DWI 呈对称性高信号（图 5.5.1-1 F），ADC 图呈低信号（图 5.5.1-1 G）。

MRI 诊断：宫颈占位性病变，考虑为宫颈癌。

病例 2

患者女，50 岁。2 年前无明显诱因出现阴道流血、流液，当地医院腹盆腔 CT 示子宫颈占位，行子宫颈黏液涂片诊断为中分化鳞癌。外院综合治疗 2 年余（具体不详），右侧骶尾部疼痛 1 年余。

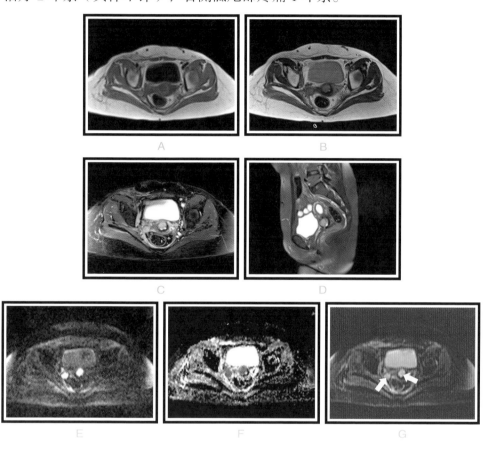

图 5.5.1-2 宫颈癌 MRI 图像

A—轴位 $T_1WI$；B—轴位 $T_2WI$；C—轴位脂肪抑制 $T_2WI$；D—矢状面脂肪抑制 $T_2WI$；E—轴位 DWI（b=800）；F—ADC 图；G—融合图像

影像所见

宫颈前壁可见一类圆形结节病灶（2.5 cm × 2.0 cm），$T_1WI$ 呈稍低信号（图 5.5.1-2 A）；$T_2WI$ 及脂肪抑制 $T_2WI$ 呈稍高信号（图 5.5.1-2 B~D），病灶边界尚清晰，内膜受压向后移位。右侧附件区亦可见一不规则软组织结节病灶，$T_1WI$ 呈低信号（图 5.5.1-2 A）；$T_2WI$ 及抑脂 $T_2WI$ 呈稍高信号

（图 5.5.1-2 B、C）；与宫颈病灶信号大致相同。

DWI：宫颈及右侧附件区病灶均呈高信号（图 5.5.1-2 E），ADC 图：相应宫颈病灶呈低信号（图 5.5.1-2 F），ADC 值 $0.916 \times 10^{-3}$ mm²/s；右侧附件区病灶呈低信号（图 5.5.1-2 F），ADC 值 $0.936 \times 10^{-3}$ mm²/s；融合图像示病灶活性较强，提示恶性肿瘤（图 5.5.1-2 G 黄色箭头）。

MRI 诊断：宫颈癌并右侧附件区转移。

*治疗*

入院后行 B 超引导下宫颈癌及右附件区转移癌冷冻 + $^{125}$I 粒子植入术。

*分析与讨论*

宫颈癌是最常见的女性生殖系统肿瘤之一，发病率在女性恶性肿瘤中高居第二位，仅次于乳腺癌[13]。其中，鳞状细胞癌约占 90% 以上，倾向于形成肿块突入阴道内，而腺癌占 5%~10%，更倾向于侵犯宫旁组织。研究表明，99.8% 的宫颈癌合并人乳头状瘤病毒（HPV）感染，并认为是宫颈癌的主要致病因素。

目前诊断宫颈癌常用的影像学检查方法为超声、CT 和 MRI。超声检查对于子宫旁侵犯、直肠及膀胱侵犯、淋巴结转移的诊断准确率较低。CT 扫描可较全面地评估是否有宫旁的侵犯、直肠及膀胱侵犯，以及盆腔内外淋巴结的转移情况，如宫颈边缘毛糙，则提示宫旁浸润；若阴道壁不规则增厚或阴道上段可见不规则软组织肿物，则提示阴道受累。但 CT 扫描软组织分辨率有限，对宫颈的精细结构显示欠佳，无法很好地评价肿瘤局部侵犯的程度。

MRI 软组织分辨率高，能清晰显示宫颈结构，是子宫及宫颈病变的主要检查方法。MRI 平扫表现为类圆形或不规则的肿块，$T_1WI$ 肿瘤呈等或稍低信号，$T_2WI$ 呈高信号，增强扫描呈轻中度强化，动态增强扫描呈速升缓降型，并能较好地显示宫颈癌与周围组织的关系，对早期宫颈癌的检出更敏感[14]。

由于宫颈癌细胞密度增加、细胞外间隙的缩小、组织间液压力的升高以及细胞内结构的改变等，导致水分子扩散运动明显受限，造成肿瘤在 DWI 上呈高信号，ADC 值明显低于正常宫颈 ADC 值[15]。MRI 在判断淋巴结的良、恶性方面也具有优势，由于 MRI 软组织分辨率较高，其对小淋巴结的显示较 CT 更佳；而 DWI 对转移淋巴结的显示优于常规 MRI，较小的转移淋巴结在常规 MRI 中易被漏诊及误诊，但在 DWI 及融合图像中，转移淋巴结在背景抑制的图像中呈明亮高信号，则更易被检出，故对宫颈癌的 TNM 分期具有重要临床意义。此外，由于骨髓内含有大量的脂肪成分，因此骨骼系统较其他脏器在 DWI 上呈明显低信号，这一特征为判断骨骼系统病变奠定了良好的基础。

　　本组病例为宫颈软组织肿块，DWI 呈高信号，ADC 图呈明显低信号，融合图像提示恶性肿瘤。病例 1 双侧髂臼 DWI 可见对称性信号增高，说明 DWI 图像对骨髓改变较敏感，但该例是骨转移还是由于应用化疗药物所致骨髓功能受损，尚需进一步观察。病例 2 右侧附件区转移瘤呈明显高信号。因此，DWI 能较准确地判断宫颈癌的浸润范围及周围器官受累情况，对宫颈癌术前分期更为准确，有利于临床制定正确的治疗方案。

### 5.5.2　宫颈癌治疗后复发

　　患者女，51 岁。2 年前无明显诱因出现腰背部疼痛，超声检查提示宫颈占位，宫颈活检示宫颈癌。先后经过动脉灌注化疗、静脉化疗、生物免疫治疗后，行宫颈癌手术切除及 $^{125}$I 粒子植入治疗。

　　2 个月前外院考虑宫颈癌术后复发入院，复查 MRI，结果参见图 5.5.2。

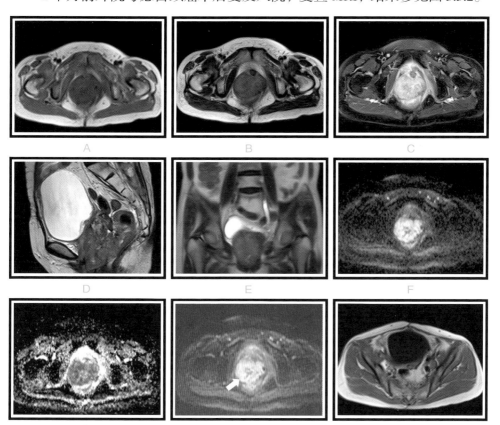

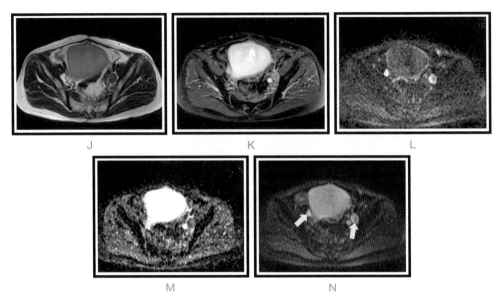

**图 5.5.2 宫颈癌治疗后复发的 MRI 图像**

A—轴位 $T_1WI$；B—轴位 $T_2WI$；C—轴位脂肪抑制 $T_2WI$；D—矢状面 $T_2WI$；E—冠状面 $T_2WI$；F—轴位 DWI（b=800）；G—ADC 图；H—融合图像；I—盆腔淋巴结层面轴位 $T_1WI$；J—盆腔淋巴结层面轴位 $T_2WI$；K—盆腔淋巴结层面轴位脂肪抑制 $T_2WI$；L—盆腔淋巴结层面轴位 DWI（b=800）；M—盆腔淋巴结层面轴位 ADC 图；N—盆腔淋巴结层面融合图像

**影像所见**

宫颈癌子宫、附件切除术后，原宫颈区可见团块影（6.7 cm×5.2 cm×7.3 cm），$T_1WI$ 呈稍低信号（图 5.5.2 A）；$T_2WI$ 及脂肪抑制 $T_2WI$ 呈稍高信号（图 5.5.2 B~E），病灶中心可见片状 $T_2WI$ 高信号坏死区；病灶左缘及后缘可见多枚碘粒子影，$T_1WI$ 及 $T_2WI$ 均呈低信号（图 5.5.2 A、B）；病灶向下生长侵犯阴道，向前生长与膀胱后壁及尿道粘连分界不清；邻近直肠下段前壁可见肠壁粘连增厚，脂肪间隙消失。

DWI：宫颈区病灶大部分呈高信号影（图 5.5.2 F），中心呈片状低信号影；ADC 图：相应宫颈区病灶大部分呈稍低信号（图 5.5.2 G），ADC 值 $0.951×10^{-3}$ mm²/s；病灶中心部分呈稍高信号，ADC 值 $1.387×10^{-3}$ mm²/s；融合图像示肿块活性较强，提示肿瘤复发（图 5.5.2 H 黄色箭头）。

盆腔内可见多个肿大淋巴结，$T_1WI$ 呈稍低信号（图 5.5.2 I）；$T_2WI$ 及脂肪抑制 $T_2WI$ 呈稍高信号（图 5.5.2 J、K）；DWI：盆腔内肿大淋巴结呈高信号（图 5.5.2 L）；ADC 图：盆腔内肿大淋巴结呈稍低信号（图 5.5.2 M），ADC 值 $1.212 \times 10^{-3}$ mm²/s；融合图像提示为转移性淋巴结（图 5.5.2 N 黄色箭头）。

MRI 诊断：宫颈癌术后复发，并盆腔内淋巴结转移。

*治疗*

入院后行宫颈癌载药微球介入治疗及 B 超引导下宫颈肿物氩氦刀冷冻消融术。

*分析与讨论*

此病例为宫颈癌术后复查，MRI 示原宫颈处见软组织影，并侵犯周围结构，与膀胱后壁、尿道及直肠下段前壁分界不清，DWI 呈明显高信号，ADC 图呈明显低信号，ADC 值明显降低；由此提示细胞外间隙缩小，水分子扩散受限[15]，肿瘤组织活性较高。融合图像提示：肿瘤复发。

DWI 示肿瘤中心区低信号，ADC 图呈稍高信号，提示肿瘤中心部位因供血不足，局部发生液化坏死，间接反映了肿瘤复发活性较高，增殖迅速。盆腔内多枚肿大淋巴结，DWI 呈明亮高信号，ADC 图呈明显低信号，融合图像更易于检出淋巴结转移。因此，常规 MRI 联合 DWI 技术可以较准确地评估宫颈癌复发以及区域淋巴结的转移状况。

## 5.6 卵巢癌

### 5.6.1 卵巢癌

患者女，55 岁。半年前无明显诱因出现乏力、食欲减退及腹胀，化验血清 CA-125 异常升高（1500 IU/ml），当地医院 CT 扫描提示：盆腔巨大肿块伴网膜多发结节；穿刺活检病理提示：高分化卵巢浆液性癌；先后经过化疗及中医治疗后入院治疗。

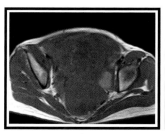 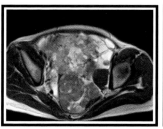 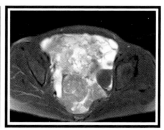

A  B  C

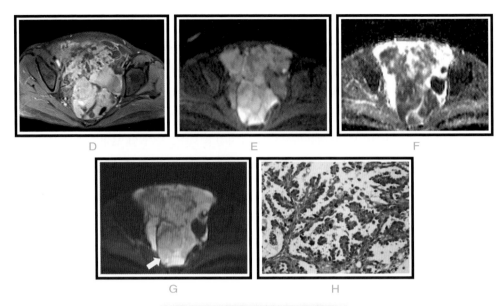

图 5.6.1　卵巢癌 MRI 及病理图

A—轴位 $T_1WI$；B—轴位 $T_2WI$；C—轴位脂肪抑制 $T_2WI$；D—轴位脂肪抑制
$T_1WI$ 增强；E—轴位 DWI( b=800)；F—ADC 图；G—融合图像；H—病理图( HE×200 )

*影像所见*

中下腹部及盆腔内可见巨大不规则囊实性肿块影（20.3 cm×
19.5 cm×10.5 cm），以实性为主，界限欠清晰，$T_1WI$ 呈等低信号为主，
夹杂斑片状稍高信号影（图 5.6.1 A）；$T_2WI$ 及脂肪抑制 $T_2WI$ 呈混杂等高
信号影（图 5.6.1 B、C）；增强扫描实性部分呈不均匀明显强化，囊性坏
死部分强化不明显（图 5.6.1 D）。

DWI：肿块实性部分呈高信号，囊变坏死区呈稍高信号（图 5.6.1 E）；
ADC 图：相应肿块实性部分呈低信号（图 5.6.1 F），ADC 值 0.895×
$10^{-3}$ $mm^2/s$；囊变坏死区呈高信号（图 5.6.1 F），ADC 值 2.129×$10^{-3}$ $mm^2/s$；
融合图像提示恶性肿瘤，活性较强（图 5.6.1 G 黄色箭头）。

MRI 诊断：中下腹部占位性病变，考虑为卵巢癌。

*治疗与病理*

入院后行盆腔介入栓塞术，随后行盆腔肿瘤切除及盆腔残余肿瘤氩氦
刀冷冻术、腹腔温热化疗术。术后病理：（左卵巢）浆液性乳头状腺癌（图
5.6.1 H），免疫组化：CK（＋），EMA（＋），CK20（－），inhibin-a（－），
Ki-67（≥30%）。

**分析与讨论**

卵巢癌是女性生殖系统最常见的恶性肿瘤之一，仅次于宫颈癌及子宫内膜癌，死亡率高居妇科恶性肿瘤的首位[16]。临床上常见的卵巢癌为囊腺癌、腺癌及子宫内膜样癌，其中囊腺癌约占77%以上。

卵巢癌常用的影像学检查方法为超声、CT和MRI。主要根据肿瘤形态学特征、包膜、生长特点、内部结构及血流动力学变化等特征对卵巢肿瘤的良、恶性进行判断，良性肿瘤以囊性为主，恶性肿瘤则以囊实性及实性为主。

CT扫描能显示卵巢癌的位置、大小及内部结构。典型的卵巢癌主要表现为肿块边界不清晰，形态不规则，实性占位内见囊性坏死区被认为是较具恶性特征的CT征象之一，增强扫描实性部分明显强化；并能发现肿大的转移性淋巴结及腹腔其他部位的转移，但未能清晰显示较小的转移淋巴结或腹膜种植灶。

卵巢癌的MRI表现多为不均匀信号，$T_1WI$以低信号为主，$T_2WI$以高信号为主，肿瘤边界不规则，可见壁结节融合成块状，瘤内可见不规则分隔样改变，较大的实性部分可伴有囊变坏死区。由于恶性肿瘤细胞增殖较快，水分子扩散受限，在高b值DWI上显示为高信号，ADC值降低[17~19]。由于受盆腔内脂肪及肠管的干扰，常规MRI序列对于腹膜、网膜的种植性结节及小淋巴结转移的显示欠佳。而在DWI图像上，病灶呈高信号，不易被漏诊。因此，DWI联合常规MRI可以提高此类病灶的检出率。

本例卵巢癌表现为腹盆腔内巨大囊实性占位，以实性为主，$T_1WI$以等低信号为主，$T_2WI$呈等高混杂信号，增强扫描实性部分呈不均匀明显强化，DWI呈不均匀高信号，ADC图病灶呈不均匀低到高混杂信号；融合图像提示病灶活性较强，有助于判断卵巢癌是否转移至其他器官或组织，提高了卵巢癌的临床分期准确率。

**鉴别要点**

**转移瘤** 转移瘤多为双侧发病，但卵巢往往仍保留正常轮廓，结合病史多可予鉴别。

**子宫内膜异位** 盆腔内子宫内膜异位多位于卵巢（约占80%），约50%为双侧性，询问月经史有助于鉴别。

**巨大浆膜下肌瘤** 浆膜下肌瘤合并囊变坏死时，表现为盆腔内囊实性肿块，与卵巢囊腺癌表现相似，但子宫肌瘤与子宫间有蒂相连，或盆腔内可见正常结构的卵巢。

## 5.6.2 卵巢癌治疗后复发

病例 1

患者女，48 岁。4 年前因卵巢癌行子宫附件全切术，术后病理示左侧卵巢低分化腺癌。术后化疗 9 个周期。于 1 年前出现左侧大腿根部疼痛，CT 检查示盆腔近左输尿管处实性占位，并左侧输尿管及左肾盂扩张，盆腔多发肿大淋巴结，考虑肿瘤复发，再次进行化疗后，左大腿根部疼痛较前稍缓解，但仍间断疼痛发作，复查盆腔 CT 示盆腔淋巴结缩小，原侵犯左输尿管肿瘤基本消失；再次入院治疗。

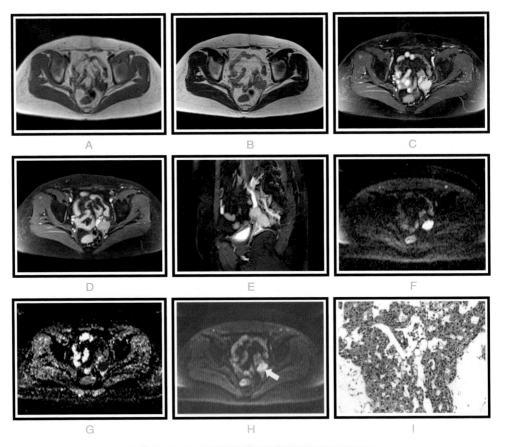

**图 5.6.2-1 卵巢癌术后复发 MRI 及病理图**

A—轴位 $T_1WI$；B—轴位 $T_2WI$；C—轴位脂肪抑制 $T_2WI$；D—轴位脂肪抑制 $T_1WI$ 增强；E—矢状面脂肪抑制 $T_2WI$；F—轴位 DWI（b=800）；G—ADC 图；H—融合图像；I—病理图（HE×200）

影像所见

子宫及双附件缺如，呈术后改变，左侧附件区可见一个结节状异常信号（2.8 cm×1.9 cm×4.2 cm），$T_1WI$ 呈稍低信号（图 5.6.2-1 A）；$T_2WI$ 呈稍高信号（图 5.6.2-1 B）；脂肪抑制 $T_2WI$ 呈高信号（图 5.6.2-1 C、E）；增强后病灶明显强化（图 5.6.2-1 D）；病灶边界毛糙，与邻近肠管及肌肉组织粘连，并包绕压迫左侧输尿管。

DWI：左附件区肿块呈高信号（图 5.6.2-1 F）；ADC 图：相应左附件区肿块呈低信号（图 5.6.2-1 G），ADC 值 $0.572×10^{-3}$ $mm^2/s$；融合图像提示肿瘤活性较强（图 5.6.2-1 H 黄色箭头）。

MRI 诊断：卵巢癌术后，左附件区转移。

治疗与病理

入院后行卵巢癌介入化疗术，并行超声引导下盆腔转移癌 $^{125}I$ 粒子植入术。术中活检病理示：癌细胞体积大，胞质丰富，红染；核大，大小不等，核膜、核仁清晰，核分裂多见，并见瘤巨细胞，癌细胞呈腺管样、团块状排列（图 5.6.2-1 I）。免疫组化结果：ER（－），PR（＋＋），CK7（＋）、CK20（－），Villin（－），CEA（－），inhibin-a（－），CD10（－）。病理诊断：符合卵巢低分化腺癌。

病例 2

患者女，56 岁。8 年前在当地医院 B 超检查示卵巢占位，遂行手术切除，术后病理示：卵巢低分化黏液腺癌。术后化疗并定期复查，3 年前复查肿瘤标志物 CA-125 明显升高，CT 检查示左侧盆腔肿瘤复发，再次行化疗 6 个周期后复查 CT 提示左侧盆腔肿物消失。2 年前复查 CT 再次发现左侧盆腔肿物复发，行化疗 5 个周期后，复查腹部 CT 未发现病灶。

现复查 CA-125 升高，入院再次治疗。

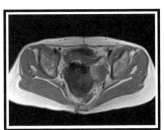 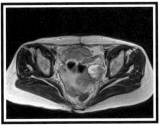 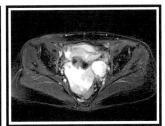

A          B          C

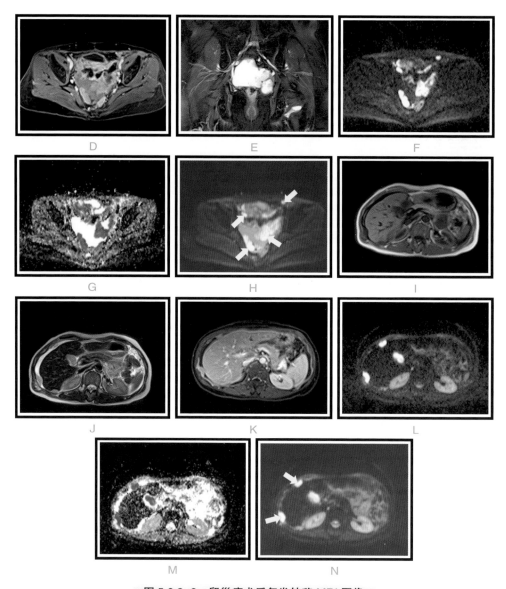

**图 5.6.2-2 卵巢癌术后复发转移 MRI 图像**

A—盆腔轴位 $T_1WI$；B—盆腔轴位 $T_2WI$；C—盆腔轴位脂肪抑制 $T_2WI$；D—盆腔轴位脂肪抑制 $T_1WI$ 增强；E—盆腔冠状面脂肪抑制 $T_2WI$；F—盆腔轴位 DWI（b=800）；G—盆腔 ADC 图；H—盆腔融合图像；I—上腹部轴位 $T_1WI$；J—上腹部轴位 $T_2WI$；K—上腹部轴位脂肪抑制 $T_1WI$ 增强；L—上腹部轴位 DWI（b=800）；M—上腹部 ADC 图；N—上腹部融合图像

**影像所见**

盆腔内可见多个大小不等，形态不一的结节灶，$T_1WI$ 呈低 - 等信号（图 5.6.2-2 A）；$T_2WI$ 及脂肪抑制 $T_2WI$ 呈稍高 - 高信号（图 5.6.2-2 B、C、E）；左侧附件区病灶较大（3.9 cm×3.2 cm），中心大部分囊变，边缘尚清，隐约可见环形低信号包膜影，增强后呈环形强化，余结节呈不均匀斑片状强化（图5.6.2-2 D）。

右侧多个肋骨局部膨胀，$T_1WI$ 呈低信号（图5.6.2-2 I），$T_2WI$ 呈高信号（图5.6.2-2 J）；增强后明显强化（图5.6.2-2 K）；肝门区、腹膜可见多个结节灶，较大者 2.6 cm×2.4 cm，增强后可见不均匀强化（图5.6.2-2 K）。

DWI：腹盆腔内及右侧多发肋骨病灶均呈高信号（图5.6.2-2 F、L）；ADC 图：相应病灶呈低信号（图5.6.2-2 G、M），腹盆腔病灶的 ADC 值 $0.796×10^{-3}$ $mm^2/s$；融合图像：腹盆腔内及右侧多发肋骨病灶活性均较强，提示转移病灶（图5.6.2-2 H、N 黄色箭头）。

MRI 诊断：卵巢癌术后腹盆腔广泛转移、多发肋骨转移。

分析与讨论

病例 1 为卵巢癌术后左侧附件区复发，DWI 呈高信号；ADC 图呈低信号；融合图像病灶活性较强，提示卵巢癌术后复发。病例 2 为卵巢癌术后腹盆腔广泛转移，DWI 呈明亮高信号，与低信号的背景对比明显，ADC 图呈低信号；融合图像清晰显示卵巢癌转移的位置、大小及其范围。

此类腹腔、盆腔多发转移者，由于腹盆腔器官较多，肠管走行不规则，部分较小的转移灶在 CT 扫描上显示欠清晰，易被漏诊；而 PET/CT 扫描时间较长，部分患者无法耐受。DWI 无电离辐射，且无需注射对比剂，故对部分年龄较大、不宜注射对比剂的患者无疑是一种安全有效的检查手段。由于恶性肿瘤内部细胞增殖明显，肿瘤排列紧密，细胞外间隙缩小，水分子扩散受限，因此较小的复发灶或转移灶即可出现 DWI 信号改变，对监测卵巢癌术后局部复发、转移及早期发现远处转移具有重要的临床意义。Padhani 等[20]认为，ADC 值较高通常提示为水肿及炎症成分，而 ADC 值较低则常提示为肿瘤，对于手术后早期，由于炎性组织的影响，单凭常规 MRI 成像及 PET/CT 诊断复发特异性较低，而 DWI 可能有助于鉴别。

## 5.7　乳腺癌

### 5.7.1　乳腺癌

病例 1

患者女，59 岁。外籍人士。于 2008 年发现左侧乳腺肿瘤，病理活检提示：左乳腺腺癌，ER（+），PR（+），HER-2（－），自服内分泌药物及中草药处理。至2014年中旬，左侧乳腺肿瘤增大并溃烂，伴明显渗液。PET/CT 提示：左侧乳腺癌，并肝脏转移。

患者为进一步治疗于 2015 年 2 月入院。

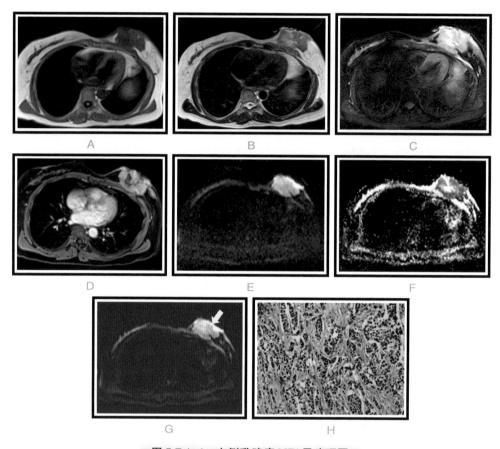

**图 5.7.1-1　左侧乳腺癌 MRI 及病理图**

A—轴位 $T_1WI$；B—轴位 $T_2WI$；C—轴位脂肪抑制 $T_2WI$；D—轴位脂肪抑制 $T_1WI$ 增强；E—轴位 DWI（b=800）；F—ADC 图；G—融合图像；H—病理图（HE×200）

**影像所见**

左侧乳腺内可见一软组织影（10 cm×4.2 cm），肿块边缘不规则，$T_1WI$ 呈稍低 - 低信号（图 5.7.1-1 A），$T_2WI$ 肿块呈高低混杂信号（图 5.7.1-1 B），脂肪抑制 $T_2WI$ 肿块大部分呈稍高信号，其间夹杂斑片状更高信号（图 5.7.1-1 C），肿块与邻近皮肤粘连、界限不清，局部皮肤增厚、破溃。增强后肿块呈不均匀明显强化，其内坏死区无强化（图 5.7.1-1 D）。左侧乳后间隙消失，与胸大、小肌粘连，界限不清晰。

DWI：左侧乳腺内肿块大部分呈高信号，其内坏死区呈低信号（图 5.7.1-1 E），ADC 图（图 5.7.1-1 F）：病灶实性部分呈低信号，ADC 值 $0.829 \times 10^{-3}$ mm$^2$/s；病灶内坏死区呈高信号，ADC 值 $2.324 \times 10^{-3}$ mm$^2$/s；融合图像示肿块活性较强，提示乳腺癌（图 5.7.1-1 G 黄色箭头）。

MRI 诊断：左侧乳腺占位性病变，考虑乳腺癌，BI-RADS Ⅴ级。

*治疗与病理*

2015 年 2 月行左乳腺癌姑息切除术，术后病理：乳腺组织结构破坏，癌细胞体积大；胞质中等；核大，卵圆形；核膜、核仁不清晰，核分裂多见，癌细胞呈条索状、小团块状弥漫浸润（图 5.7.1-1 H）。免疫组化：ER（+++），PR（+++），HER-2（−），34βE12（+），E-Cad（+）；病理诊断：（左乳腺）浸润性导管癌，肿瘤侵犯乳房皮肤和乳头，形成巨大条状溃疡，向深部侵及胸大肌。

病例 2

患者女，47 岁。2015 年 8 月体检时钼靶检查发现左侧乳腺肿物，活检病理示：左乳腺浸润性导管癌，ER（−），PR（−），Her-2（+）。PET/CT 检查示：左侧乳腺一高代谢病灶，考虑为乳腺癌，入院治疗。

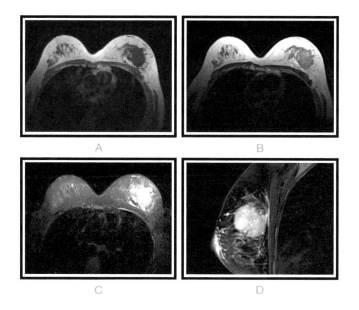

A      B

C      D

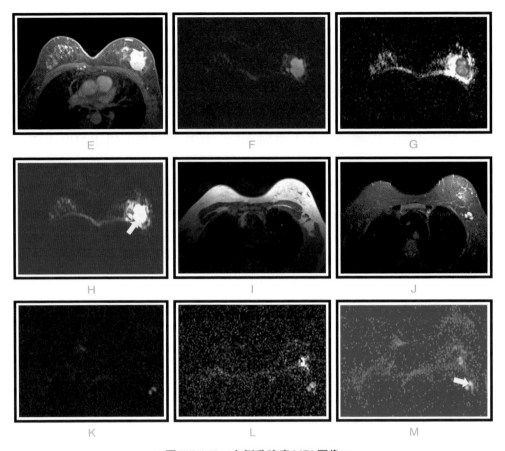

**图 5.7.1-2　左侧乳腺癌 MRI 图像**

A—轴位 $T_1WI$；B—轴位 $T_2WI$；C—轴位脂肪抑制 $T_2WI$；D—矢状面脂肪抑制 $T_2WI$；E—轴位脂肪抑制 $T_1WI$ 增强；F—轴位 DWI（b=800）；G—ADC 图；H—融合图像；I—左侧腋窝淋巴结轴位 $T_1WI$；J—左侧腋窝淋巴结轴位脂肪抑制 $T_2WI$；K—左侧腋窝淋巴结轴位 DWI（b=800）；L—左侧腋窝淋巴结 ADC 图；M—左侧腋窝淋巴结融合图像

**影像所见**

左侧乳腺外上象限见一不规则分叶状肿块，$T_1WI$ 呈低信号（图 5.7.1-2 A）；$T_2WI$ 呈稍高信号（图 5.7.1-2 B）；脂肪抑制 $T_2WI$ 呈高信号（图 5.7.1-2 C、D），边界部分不清晰，边缘毛糙；增强扫描明显不均匀强化（图 5.7.1-2 E）；DWI：左侧乳腺外上象限肿块呈稍高–高信号（图 5.7.1-2 F）；ADC 图（图 5.7.1-2 G）：病灶高信号区呈低信号，ADC 值 $0.863 \times 10^{-3}$ $mm^2/s$；病灶 DWI 稍高信号区呈稍低信号，ADC 值 $1.184 \times 10^{-3}$ $mm^2/s$；融合图像提示：病灶为恶性（图 5.7.1-2 H 黄色箭头）。

左侧腋窝肿大淋巴结 $T_1WI$ 呈低信号（图 5.7.1-2 I）；脂肪抑制 $T_2WI$ 呈高信号（图 5.7.1-2 J）；DWI：左侧腋窝肿大淋巴结呈稍高信号（图 5.7.1-2 K）；ADC 图：相应肿大淋巴结呈低信号（图 5.7.1-2 L），ADC 值 $0.928 \times 10^{-3}$ $mm^2/s$；融合图像提示：左侧腋窝淋巴结为转移淋巴结（图 5.7.1-2 M 黄色箭头）。

MRI 诊断：左侧乳腺外上象限占位，考虑乳腺癌，BI-RADS Ⅴ级，左侧腋窝淋巴结肿大。

**病例 3**

患者女，52 岁。2013 年 10 月患者在境外某医院体检时发现左乳腺占位，未行治疗。2015 年 12 月，患者自感左侧乳腺肿物逐渐增大，如鸡蛋大小，伴有轻微疼痛感，肿块表面皮肤有轻度破溃，为进一步诊治入院。

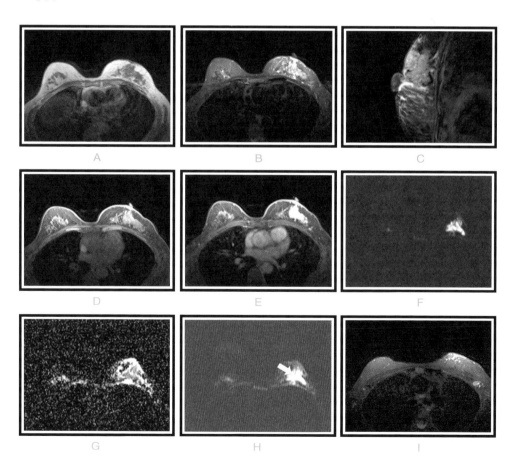

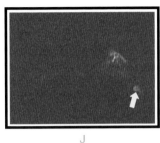
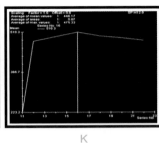
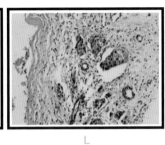

J  K  L

**图 5.7.1-3　左侧乳腺癌 MRI 及病理图**

A—轴位 $T_1WI$；B—轴位脂肪抑制 $T_2WI$；C—矢状面脂肪抑制 $T_2WI$；D—轴位脂肪抑制 $T_1WI$ 增强蒙片；E—轴位脂肪抑制 $T_1WI$ 增强动脉期；F—轴位 DWI（b=800）；G—ADC 图；H—融合图像；I—左侧腋窝淋巴结层面轴位脂肪抑制 $T_2WI$；J—左侧腋窝淋巴结层面融合图像；K—左侧乳腺病灶动态曲线图；L—病理图（HE×100）

**影像所见**

左侧乳腺可见不规则软组织（4.0 cm×2.8 cm×4.1 cm），$T_1WI$ 呈等－低信号（图 5.7.1-3 A），脂肪抑制 $T_2WI$ 呈稍高信号（图 5.7.1-3 B、C），边缘欠光滑，可见分叶及毛刺，呈蟹足状向周围浸润，与周围腺体分界不清晰，局部皮肤增厚、脂肪间隙模糊，动态增强肿块呈明显强化（图 5.7.1-3 D、E），呈快进快出，动态曲线呈流出型（图 5.7.1-3 K）。DWI：左乳腺病灶呈高信号（图 5.7.1-3 F），ADC 图：相应左乳腺病灶呈低信号（图 5.7.1-3 G），ADC 值 $0.749×10^{-3}$ $mm^2/s$；融合图像提示恶性（图 5.7.1-3 H 黄色箭头）。

左侧腋下见多个肿大淋巴结，脂肪抑制 $T_2WI$ 呈稍高信号（图 5.7.1-3 I），DWI：肿大淋巴结呈高信号，ADC 图：相应肿大淋巴结呈低信号，ADC 值 $0.952×10^{-3}$ $mm^2/s$；融合图像提示为转移淋巴结（图 5.7.1-3 J 黄色箭头）。

MRI 诊断：左侧乳腺癌，左侧腋窝淋巴结转移。

**病理**

入院后行乳腺肿块穿刺活检，病理示：乳腺结构破坏，癌细胞体积大，胞质丰富，红染；核大，深染，可见核分裂。癌细胞呈小片巢状排列（图 5.7.1-3 L）。免疫组化结果：ER（－），PR（＋），HER-2（＋），34βE12（＋），E-Cad（＋），Ki-67（＞5%＋）。病理诊断：（左乳腺）浸润性导管癌。

**病例 4**

患者女，50 岁。2015 年 7 月发现右侧乳腺肿物，未予重视，肿物逐渐增大（3 cm×4 cm），伴局部皮肤凹陷，间歇性刺痛。2016 年 3 月入院就诊，行 MRI，结果参见图 5.7.1-4。

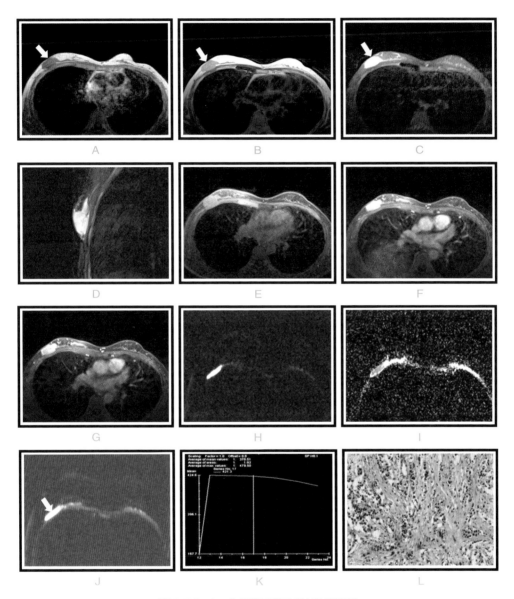

**图 5.7.1-4 右侧乳腺癌 MRI 及病理图**

A—轴位 $T_1WI$；B—轴位 $T_2WI$；C—轴位脂肪抑制 $T_2WI$；D—矢状面脂肪抑制 $T_2WI$；E—轴位脂肪抑制 $T_1WI$ 动态增强蒙片；F—轴位脂肪抑制 $T_1WI$ 动态增强动脉期；G—轴位脂肪抑制 $T_1WI$ 动态增强静脉期；H—轴位 DWI（b=800）；I—ADC 图；J—融合图像；K—右侧乳腺病灶动态增强曲线；L—病理图（HE×100）

**影像所见**

右侧乳腺外上象限可见一肿块（3.1 cm×1.7 cm×2.4 cm），边缘粗糙、边界模糊，与邻近右侧胸大肌分界不清，$T_1WI$ 呈等 - 低信号（图 5.7.1-4 A 黄色箭头）；$T_2WI$ 呈稍高信号（图 5.7.1-4 B 黄色箭头）；脂肪抑制 $T_2WI$ 亦呈稍高信号（图 5.7.1-4 C 黄色箭头、D）；动态增强结节呈明显不均的强化，呈快进快出，动态增强曲线呈流出型（图 5.7.1-4 E~G、K）。

DWI：右侧乳腺病灶呈高信号（图 5.7.1-4 H），ADC 图：相应右侧乳腺病灶呈低信号（图 5.7.1-4 I），ADC 值 $0.769×10^{-3}$ $mm^2/s$；融合图像提示：恶性肿瘤，活性较强（图 5.7.1-4 J 黄色箭头）。

MRI 诊断：右侧乳腺癌。

**病理**

入院后行右侧乳腺病灶穿刺活检，病理示：乳腺结构破坏。癌细胞体积中等，胞质丰富，红染；核大，深染，核膜、核仁不清晰，核分裂多见。癌细胞呈条索状、小团块状排列（图 5.7.1-4 L）。免疫组化：ER（+++），PR（+++），HER-2（+++），34βE12（+），E-Cad（+），P53（+），Ki-67（>30%+）。病理诊断：右侧乳腺浸润性导管癌。

**分析与讨论**

乳腺癌是女性最常见的恶性肿瘤之一，是导致女性死亡的主要原因之一。美国癌症协会预计，2017 年乳腺癌约占女性新增肿瘤病例的 29%，位列女性肿瘤死亡原因第二位 [8,21]。在我国，乳腺癌发病率已跃居女性恶性肿瘤的首位。

乳腺癌好发于 40~60 岁绝经期前后的女性，80% 的患者因无意中或体检时发现乳房肿块而就诊，早发现、早诊断及早治疗是改善乳腺癌预后的重要因素；而影像学检查则是乳腺癌筛查的重要手段。

最常见的乳腺癌影像筛查手段是钼靶摄影（以及断层融合）、B 型超声及彩色多普勒。钼靶检查是首选方法，敏感性达 80%~90%；超声检查无辐射，易于进行肿块的囊实性鉴别及淋巴结的检出。而在评估肿瘤侵犯及远处转移方面，多参数、多序列成像的 MRI 有着独特的优势，对明确病变范围及与周围组织的关系、淋巴结转移等方面有较大价值；对肿瘤良、恶性鉴别、临床分期、治疗方案的选择有重要的指导意义。

磁共振弥散加权成像（DWI）能反映局部组织灌注及水分子扩散的信息，利用人体内水分子弥散程度的差异造成的信号改变，形成组织对比，对乳腺病变的良、恶性鉴别有高敏感性和特异性[22]。这种高敏感性对乳腺钼靶、超声检查中难以确定的病灶（如 BI-RADS 分类为 0 级的病灶）具有重要的意义，可减少不必要的穿刺活检术。

乳腺癌在常规 MRI 平扫上常表现为形态不规则，星芒状或蟹足状，边缘可见毛刺的软组织肿块影，$T_1WI$ 呈低信号，$T_2WI$ 呈稍高或高信号，内部成分复杂或坏死时信号不均匀。注射对比剂后，肿块多呈早期的不均匀强化，或呈从边缘向中心的向心性强化；动态增强曲线呈快速升高且快速降低的流出型。为获得较好的图像信噪比，较真实地反映实际扩散系数，乳腺 DWI 检查选取的 b 值范围多为 500~1000 $s/mm^2$；但对于非瘤样强化组织与正常乳腺实质，Min 等[23]认为，b 值取 800 $s/mm^2$ 比 400 $s/mm^2$ 或 600 $s/mm^2$ 能获得更好的对比度。在相同 b 值下，正常腺体组织、良性肿瘤、恶性肿瘤的平均 ADC 值呈递减的趋势[24~26]。

乳腺癌应与炎症、良性的乳腺纤维腺瘤、导管内乳头状瘤、恶性的乳腺血管肉瘤相鉴别。

**鉴别要点**

**乳腺炎症**　常见于哺乳期女性，病变多呈弥漫性，常有相应红肿热痛的临床症状，实验室检查有白细胞增多等表现，由于存在大分子蛋白增多及炎细胞浸润等作用，局部 ADC 值下降，但结合临床特点能较好鉴别。

**乳腺纤维腺瘤**　发病年龄较乳腺癌年轻，40 岁以下多见，病变形态较规则，边界较清晰，信号较均匀，X 线上可见较粗大颗粒状、条状钙化，MRI 增强呈缓慢渐进性强化，ADC 值较乳腺癌高。

**导管内乳头状瘤**　MRI 可表现为伴或不伴邻近导管扩张的实性结节，或仅见扩张的导管但未见明确实性结节的隐匿型等三类[27]，值得注意的是虽为良性肿瘤，但其动态增强曲线变化多样，而细胞密度较大也使得 ADC 值较低，应结合临床、形态及病理等综合分析后再行诊断。

**乳腺血管肉瘤**　发病率低，40 岁以下多发，短期内迅速增大，肿物体积较大而质地较软，血供丰富，但其钙化灶较粗大，边界较光整且较少毛刺。

本组病例中的乳腺病变，边缘不规则，DWI 呈明亮高信号，相应 ADC 图呈低信号，ADC 值明显降低；融合图像提示肿瘤组织代谢活跃，具有活性，可较好地观察乳腺癌及转移性淋巴结的情况，为临床下一步治疗提供影像依据。

## 5.7.2　乳腺癌治疗后

　　患者女，48 岁。2002 年洗澡时自行扪及左侧乳腺包块，肿块逐渐增大，2003 年活检病理示左侧乳腺癌。2004 年行左侧乳腺肿瘤氩氦刀冷冻消融治疗，手术后口服他莫昔芬治疗。2008 年发现肿瘤复发，再次行冷冻治疗，治疗后继续口服他莫昔芬。2012 年 8 月因肿瘤复发，并肝转移，再次行左侧乳腺肿瘤及肝转移灶氩氦刀冷冻治疗。活检病理报告：浸润性导管癌。

　　2014 年 5 月患者再次入院，行 MRI 检查，结果参见图 5.7.2。

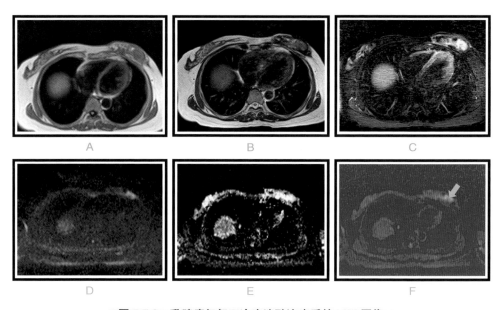

**图 5.7.2　乳腺癌氩氦刀冷冻消融治疗后的 MRI 图像**

A—轴位 $T_1WI$；B—轴位 $T_2WI$；C—轴位脂肪抑制 $T_2WI$；D—轴位 DWI（b=800）；E—轴位 ADC 图；F—融合图像

### 影像所见

　　左侧乳腺癌综合治疗后，左侧乳腺可见类圆形异常信号（4.1 cm×2.5 cm×5.2 cm），$T_1WI$ 病灶呈等信号（图 5.7.2 A），界限不清；$T_2WI$ 及脂肪抑制 $T_2WI$ 冷冻区呈等、高混杂信号，周围可见低信号环形影（图 5.7.2 B、C）；DWI：乳腺病灶呈稍高信号（图 5.7.2 D）；ADC 图：相应乳腺病灶呈高信号（图 5.7.2 E），ADC 值 $1.765 \times 10^{-3}$ mm$^2$/s；融合图像提示乳腺病灶治疗后肿瘤活性受到抑制（图 5.7.2 F 绿色箭头）。

　　MRI 诊断：乳腺癌氩氦刀冷冻消融治疗后改变，病灶大部分凝固性坏死，活性基本抑制。

分析与讨论

乳腺癌是中国女性最常见的恶性肿瘤之一，随着技术的进步及研究的深入，传统治疗手段不断改善，针对特殊分子类型乳腺癌的分子靶向治疗、内分泌治疗及免疫治疗等新兴方法也不断地发展，并逐渐成为常规治疗手段，对疗效进行准确的及时评估一直是临床的迫切需求。

MRI 已成为乳腺肿瘤筛查的重要影像检查方法，可同时提供病灶的解剖学形态与丰富的功能性信息。DWI 利用不同组织中水分子弥散受限程度不同，测定组织的表观弥散系数值（ADC 值），反映组织细胞构成状况，以及灌注、扩散等组织学特性，对病变特征进行定量化描述。除了对乳腺病变进行良、恶性鉴别外，DWI 还可用于乳腺癌瘤体及瘤周组织、腋窝淋巴结转移的评估、根治性手术及新辅助化疗的疗效监测等。

鉴别要点

明确病变范围及肿瘤分期　乳腺癌瘤体及瘤周组织 ADC 值的差异有助于发现早期病灶，为明确肿瘤边界及范围提供客观和定量化信息。DWI 在 N 分期评估方面，相对常规 MRI 有较大优势。常规 MRI 一般通过测量淋巴结径线进行评估，较难区分良性（如反应性或炎性）淋巴结与转移性淋巴结。而转移性淋巴结 ADC 值明显降低，DWI 呈明亮高信号，这使得 DWI 不仅能准确且敏感地发现转移性淋巴结，更能定量化测量 ADC 值与良性淋巴结相鉴别，相对常规 MRI 的判断有更高的准确性。

对根治性手术后局部复发的评估　根治性手术后常辅以放化疗，有时术区放化疗所致的炎性水肿等改变在 $T_2WI$ 上也可表现为高信号，增强扫描可明显强化，这可能使得术后复发与放疗后改变难以区分，或这些征象掩盖复发病灶导致影像复杂化，难以辨别复发病灶的边界。而水肿、炎症及纤维化等改变通常伴随的是细胞间质的水分增多，并不合并细胞数的增多，水分子弥散无明显受限，因而 ADC 值降低不明显，据此可与 ADC 值降低的肿瘤复发病灶较好的区分。

对新辅助化疗（neo-adjuvant chemotherapy，NAC）的评估　NAC 是对乳腺恶性肿瘤患者进行全身系统性的细胞毒性药物治疗，缩小肿瘤，达到保乳治疗的目的。有效的 NAC 会诱导肿瘤细胞的凋亡、坏死及肿瘤新生血管的减少，从而致病灶活性降低，坏死、体积缩小，ADC 值升高；而治疗无效的病例 ADC 值无明显变化甚至进一步降低，表明肿瘤活性仍存在。以往对 NAC 早期疗效评估主要取决于肿瘤大小的对比，而肿瘤 ADC 值的变化有可能早于肿瘤体积的变化，为更早期疗效的评估提供可能性。Shin 等[28]认为 ADC 值是预测化疗后 NAC 疗效的唯一指标，NAC 后 ADC 的改变能更准确地判断 NAC 的疗效。

经过氩氦刀冷冻消融治疗后本病例的乳腺癌病灶体积缩小，ADC 值显著升高，DWI 信号降低，说明治疗有效，病灶活性降低。

（吴俊铠　卢晓丹　朱记超　杨振中　陈燕萍　李忠海　周序珑）

# 参 考 文 献

［1］ Roy C S, El G S, Buy X, et al. Significance of the pseudocapsule on MRI of renal neoplasms and its potential application for local staging: a retrospective study. *AJR Am J Roentgenol*, 2005, 184(1): 113~120

［2］ Paudyal B, Paudyal P, Tsushima Y, et al. The role of the ADC value in the characterisation of renal carcinoma by diffusion-weighted MRI. *Br J Radiol*, 2010, 83(988): 336~343

［3］ 张瑾，周纯武. 肾脏实性肿瘤的 3.0T MRI 扩散加权成像研究. 放射学实践，2013(8): 870~873

［4］ 关键，胡道予，夏黎明等. 肾盂癌的 MRI 诊断及评价. 中国临床医学影像杂志，2008(7): 478~480

［5］ Akita H, Jinzaki M, Kikuchi E, et al. Preoperative T categorization and prediction of histopathologic grading of urothelial carcinoma in renal pelvis using diffusion-weighted MRI. *AJR Am J Roentgenol*, 2011, 197(5): 1130~1136

［6］ Ferlay J, Autier P, Boniol M, et al. Estimates of the cancer incidence and mortality in Europe in 2006. *Ann Oncol*, 2007, 18(3): 581~592

［7］ Abou-El-Ghar M E, El-Assmy A, Refaie H F, et al. Bladder cancer: diagnosis with diffusion-weighted MRI imaging in patients with gross hematuria. *Radiology*, 2009, 251(2): 415~421

［8］ Siegel R L, Miller K D, Jemal A. Cancer Statistics, 2017. *CA Cancer J Clin*, 2017, 67(1): 7~30

［9］ Morakkabati-Spitz N, Bastian P J, Gieseke J, et al. MRI imaging of the prostate at 3.0T with external phased array coil-preliminary results. *Eur J Med Res*, 2008, 13(6): 287~291

［10］ Mcmahon C J, Bloch B N, Lenkinski R E, et al. Dynamic contrast-enhanced MRI imaging in the evaluation of patients with prostate cancer. *Magn Reson Imaging Clin N Am*, 2009, 17(2): 363~383

［11］张贝，王玮，宦怡等．DWI 评估内分泌治疗前列腺癌疗效及其与 PSA 的相关性．中国医学影像技术，2012(3): 554~557

［12］郭瑜，郭志，沈文．功能 MRI 在前列腺癌治疗后评估中的临床应用与进展．国际医学放射学杂志，2016(4): 395~399

［13］李静然，魏丽惠．子宫颈癌筛查研究新进展研讨会纪要．中国妇产科临床杂志，2013(4): 370~371

［14］董雪，罗娅红．磁共振扩散加权成像及动态增强扫描在宫颈癌分期中的应用．放射学实践，2017(4): 321~324

［15］Koh D M, Collins D J. Diffusion-weighted MRI in the body: applications and challenges in oncology. *AJR Am J Roentgenol*, 2007, 188(6): 1622~1635

［16］王丰，刘剑羽．磁共振扩散加权成像在卵巢癌中的诊断价值．磁共振成像，2016(8): 572~576

［17］Desouza N M, Rockall A, Freeman S. Functional MRI Imaging in Gynecologic Cancer. *Magn Reson Imaging Clin N Am*, 2016, 24(1): 205~222

［18］Nougaret S, Tirumani S H, Addley H, *et al*. Pearls and pitfalls in MRI of gynecologic malignancy with diffusion-weighted technique. *AJR Am J Roentgenol*, 2013, 200(2): 261~276

［19］Rockall A G. Diffusion weighted MRI in ovarian cancer. *Curr Opin Oncol*, 2014, 26(5): 529~535

［20］Padhani A R, Liu G, Koh D M, *et al*. Diffusion-weighted magnetic resonance imaging as a cancer biomarker: consensus and recommendations. *Neoplasia*, 2009, 11(2): 102~125

［21］刘勇，杨海玉．2015 版美国癌症协会乳腺癌筛查指南解读．中华肿瘤防治杂志，2016(4): 275~278

［22］Thomassin-Naggara I, De Bazelaire C, Chopier J, *et al*. Diffusion-weighted MRI imaging of the breast: advantages and pitfalls. *Eur J Radiol*, 2013, 82(3): 435~443

［23］Min Q, Shao K, Zhai L, *et al*. Differential diagnosis of benign and malignant breast masses using diffusion-weighted magnetic resonance imaging. *World J Surg Oncol*, 2015, 13: 32

［24］Woodhams R, Matsunaga K, Kan S, *et al*. ADC mapping of benign and malignant breast tumors. *Magn Reson Med Sci*, 2005, 4(1): 35~42

［25］邓丹琼，涂蓉，尤小光等．磁共振扩散加权成像 ADC 值与乳腺癌病理组织分级的相关性研究．临床放射学杂志，2013(10): 1428~1431

［26］赵斌，蔡世峰，高佩虹等．MRI 扩散加权成像鉴别乳腺良、恶性病变的研究．中

华放射学杂志，2005(5): 497~500

[27] 双萍，乔鹏岗，秦永超等. 乳腺导管内乳头状瘤 MRI 表现及诊断价值. 医学影像学杂志，2015(2): 258~261

[28] Shin H J, Baek H M, Ahn J H, *et al*. Prediction of pathologic response to neoadjuvant chemotherapy in patients with breast cancer using diffusion-weighted imaging and MRIS. *NMRI Biomed*, 2012, 25(12): 1349~1359

## 6.1 骨肉瘤治疗后

病例 1

患者男，16 岁。2014 年 6 月开始出现左膝关节下方软组织肿胀，因无发热、疼痛及活动障碍，未予重视；之后肿胀范围逐渐增大，伴持续性钝痛就诊；疼痛评分为 2~3 分，无放射痛。

2014 年 8 月行 MRI 检查提示：左胫骨肿瘤，考虑骨肉瘤；行穿刺活检提示：骨肉瘤。2014 年 8 月至 12 月进行化疗；2015 年 1 月行左胫骨肿瘤氩氦刀冷冻消融及 $^{125}$I 粒子植入术；术后 2 个月左小腿上段内侧新发肿块、逐渐增大伴疼痛，疼痛评分 0~1 分，可耐受，复诊，行 MRI 平扫及增强扫描详见图 6.1-1。

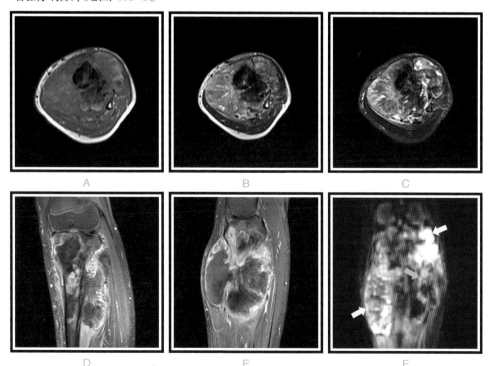

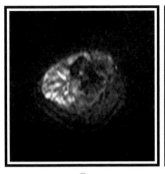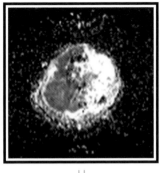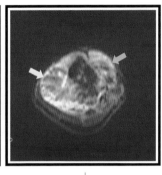

G     H     I

**图 6.1-1　左胫骨骨肉瘤治疗后 MRI 图像**

A—轴位 $T_1WI$；B—轴位 $T_2WI$；C—轴位脂肪抑制 $T_2WI$；D—冠状面脂肪抑制 $T_1WI$ 增强；E—矢状面脂肪抑制 $T_1WI$ 增强；F—冠状面融合图像；G—轴位 DWI（b=800）；H—轴位 ADC 图；I—轴位融合图像

**影像所见**

左侧胫骨干骺端不规则骨质破坏，侵犯周围肌肉软组织，$T_1WI$ 病灶呈不均匀稍高信号（图 6.1-1 A）；$T_2WI$ 及脂肪抑制 $T_2WI$ 呈高信号为主的混杂信号影（图 6.1-1 B、C）；增强扫描胫骨干骺端髓腔内病变及软组织肿块均呈明显强化，且强化不均匀（图 6.1-1 D、E），病变累及干骺端至胫骨关节面。

DWI：病灶内瘤骨成分呈低信号，胫骨内侧软组织病灶呈高信号为主的混杂信号，边界不清（图 6.1-1 G）；ADC 图：相应病灶呈低信号（图 6.1-1 H），ADC 值 $0.705 \times 10^{-3}$ mm²/s；病灶内部分区域 DWI 呈稍低信号（图 6.1-1 G），ADC 图：相应病灶呈高信号，ADC 值 $1.223 \times 10^{-3}$ mm²/s；融合图像示胫骨内侧软组织肿块大部分活性残留（图 6.1-1 F 黄色箭头、I 黄色箭头），局部肿瘤活性被抑制（图 6.1-1 F、I 绿色箭头）。

MRI 诊断：左胫骨骨肉瘤综合治疗后，大部分肿瘤残留呈较强活性，左膝关节面（胫骨关节面）受累。

**治疗**

入院后再次行左胫骨肿瘤氩氦刀冷冻消融及 ¹²⁵I 粒子植入治疗，术后恢复佳。

**病例 2**

患者女，9 岁。2012 年 4 月摔倒后出现右大腿疼痛，伴活动受限，在当地医院行 CT 检查发现股骨占位。转到上级医院就诊，行穿刺活检示：股骨软骨母细胞型骨肉瘤。

2012 年 6 月至 2013 年 1 月化疗，期间有Ⅳ度骨髓抑制，经输血等治疗后恢复；化疗后自感无明显好转，PET/CT 检查示：右股骨软骨母细胞型肉瘤化疗后，右侧股骨上段及周围肌群多发高代谢灶，考虑肿瘤活性残留。

2013 年 2 月行右侧股骨肿瘤氩氦刀冷冻消融，治疗后好转，接着行介入化疗，术中造影见右股骨下端可见散在片状肿瘤染色区，同年 4 月、5 月再次分别行介入化疗各 1 次，期间行 1 次锁骨下静脉穿刺插管化疗。

2 个月后患者右侧大腿内侧再次出现小包块复诊，行MRI 检查参见图6.1-2。

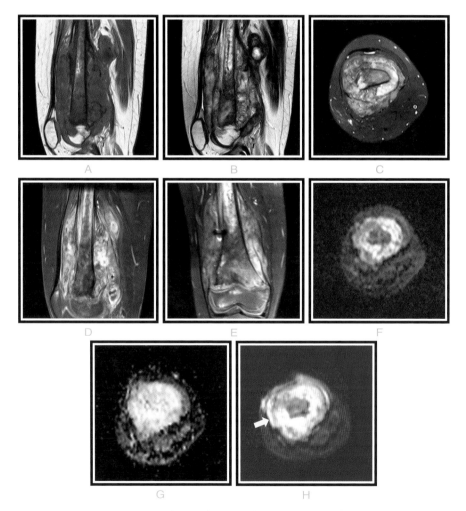

**图 6.1-2　右股骨中下段骨肉瘤治疗后 MRI 图像**

A—矢状面 T_1WI；B—矢状面 T_2WI；C—轴位脂肪抑制 T_2WI；D—矢状面脂肪抑制 T_2WI；E—冠状面脂肪抑制 T_1WI 增强；F—轴位 DWI 图（b=800）；G—轴位 ADC 图；H—轴位融合图像

**影像所见**

右侧股骨中下段见一软组织肿块影，$T_1WI$ 呈等信号（图 6.1-2 A）；$T_2WI$ 呈不均匀高信号（图 6.1-2 B）；脂肪抑制 $T_2WI$ 呈高信号（图 6.1-2 C、D），信号不均，边界不清；增强后病灶呈不均匀强化（图 6.1-2 E）；DWI：股骨中下段肿块大部分呈稍高至高信号（图 6.1-2 F）；ADC 图：相应病灶 DWI 稍高信号区呈稍高信号（图 6.1-2 G），ADC 值 $1.784 \times 10^{-3}$ mm²/s；相应病灶 DWI 高信号区呈低信号（图 6.1-2 G），ADC 值 $1.164 \times 10^{-3}$ mm²/s；融合图像提示股骨周围软组织肿块肿瘤活性残留（图 6.1-2 H 黄色箭头）。

MRI 诊断：右股骨中下段软骨母细胞型骨肉瘤综合治疗后，肿瘤大部分活性残留。

**分析与讨论**

骨肉瘤是最常见的原发恶性骨肿瘤之一，多发生于儿童与青少年，恶性程度高，预后差。根据 WHO 分型，骨肉瘤分为中心型及表面骨肉瘤两种类型；根据瘤骨的多少分为成骨型、溶骨型和混合型。

骨肉瘤目前常用的影像学检查方法有 X 线、CT、MRI 及核素扫描。骨肉瘤的 X 线表现为溶骨性、虫噬状骨质破坏，骨皮质破坏、中断，并见软组织肿块，骨膜反应往往不连续，形成 Codman 三角或放射针状排列。X 线不能充分显示细微的骨质结构改变。多排螺旋 CT 具有较高的空间分辨率，可观察细微的骨质改变，溶骨性骨质破坏范围及其边缘，瘤骨的形态、密度及其边缘，骨膜反应以及骨皮质有无侵蚀、破坏状况，CT 三维重建更清晰地显示病灶；然而 CT 检查具有电离辐射，且对病灶软组织内的信息显示有限。

MRI 具有软组织分辨率高、无电离辐射等优点，在骨肌系统的检测上具有较显著优势，不仅可显示骨肉瘤的骨质破坏情况，还能清晰显示病灶髓腔内外的侵犯范围、软组织病灶，并可初步判断肿瘤组成成分。

近年对术前骨肉瘤影像学早期诊断的研究较多，而对骨肉瘤治疗后的影像学评价较少。随着 MRI 新技术包括 MRS、PWI、DWI 在临床的广泛应用，临床开始关注利用影像学来评价、监测治疗效果。弥散加权成像（DWI）及融合图像能显示肿瘤内部特征及肿瘤浸润的范围，在监测肿瘤疗效上较有前景[1~3]。

上述 2 例均为骨肉瘤采取了化疗、肿瘤氩氦刀冷冻消融及 ¹²⁵I 粒子植入综合治疗后。常规 MRI 检查可清晰显示治疗后病灶及其侵犯的范围，结合 DWI 技术及图像融合技术可较准确地分辨肿瘤综合治疗后的病灶内部是坏死组织或为存活的肿瘤组织。孙美丽等[4] 报道肿瘤组织在 MRI 平扫 $T_1WI$ 呈等或稍低信号、$T_2WI$ 稍高信号，$T_2WI$ 脂肪抑制序列呈明显高信号，增强扫描呈明显不均匀强化，DWI 序列呈高信号，ADC 值比较低；通过有效治疗，90% 肿瘤的 ADC 值会增加，然而这种变化在常规 MRI 中并无明显的体积增大或信号改变；同样，骨肉瘤经有效治疗后 DWI 表现为信号降低，ADC 值升高，但肿瘤体积则无明显变化。另外 ADC 值还与肿瘤坏死有关，韦寅等[5] 报道骨肉瘤内坏死区术前平均 ADC 值为（0.4~0.7）× $10^{-3}$ $mm^2/s$ 不等，经过化疗后 ADC 值有明显升高，超过 90% 的坏死区可达到（1.01 ± 0.22）× $10^{-3}$ $mm^2/s$，这预示其疗效良好，若 ADC 值为（0.55 ± 0.29）× $10^{-3}$ $mm^2/s$ 则预示疗效较差。病例 1 的骨肉瘤治疗后局部坏死区 ADC 值较高，而肿瘤活性残留区域 ADC 值较低，与文献报道一致；病例 2 的骨肉瘤治疗后病灶 DWI 呈高信号，但 ADC 图呈稍高信号，推测与其病理类型为软骨母细胞型骨肉瘤，肿瘤内所含的复杂成分有关，此时需结合 ADC 值及融合图像判断肿瘤活性残留。

### 鉴别要点

**急性骨髓炎** 骨肉瘤与急性骨髓炎有很多相似的表现，均有边缘模糊的骨质破坏及骨膜反应，骨肉瘤的瘤骨与骨髓炎的死骨也相似，骨外的软组织脓肿与骨肉瘤的软组织肿块亦相似。骨髓炎的骨破坏区周围有新生骨环绕，骨肉瘤破坏的周围无骨化，缺少硬化边环绕；骨髓炎破坏区内有死骨，骨肉瘤破坏区内无死骨，其瘤骨表现较模糊，密度较死骨稍低，死骨边缘相对清晰，密度较高；骨髓炎周围的软组织肿胀范围较骨肉瘤更加弥漫、广泛，边界不清，严重者可形成类似肿块的脓肿，而骨肉瘤周围伴有软组织的肿块而非软组织肿胀。

**尤因肉瘤／骨原始神经外胚层肿瘤** 通常发生于骨干髓腔，骨质破坏模式常为渗透样、虫噬样浸润性破坏，病变密度／信号较均匀，钙化少见，坏死出血亦不多见，可见垂直于骨膜或皮质的放射针状、"竖发样"骨膜反应，软组织肿块非常明显。

**骨结核** 由于骨结核的死骨较致密，DWI 上表现为斑片状或片絮状低信号，ADC 值较高，单纯依靠 DWI 易被误诊为肿瘤坏死，但结合常规

MRI 序列以及临床状况不难鉴别。

另外，骨肉瘤治疗后炎性反应、纤维增生也需加以鉴别。

总之，磁共振 DWI 及融合技术不但可清晰显示骨肉瘤的骨髓腔内的状况、骨质外软组织的侵犯范围、程度，且可区分肿瘤的实性部分与坏死部分以及判断治疗后肿瘤是否具有活性，因此可作为术前定性辅助诊断及综合治疗后评价监测肿瘤存活与坏死的重要检查手段。

## 6.2 软骨肉瘤治疗后

病例 1

患者女，50 岁。1998 年发现左膝关节前皮下肿物，行手术切除，当时病理未知。2009 年初复诊发现肿瘤复发，予手术切除后病理示软骨肉瘤。

2013 年 7 月行左膝关节软骨肉瘤、左股四头肌下端转移瘤、左腹股沟转移瘤切除术，盆腔转移灶行介入辅助化疗。2013 年 9 月行左股四头肌下端肿物切除术，术后病理符合转移性软骨肉瘤。

2015 年 1 月复查 MRI，结果参见图 6.2-1。

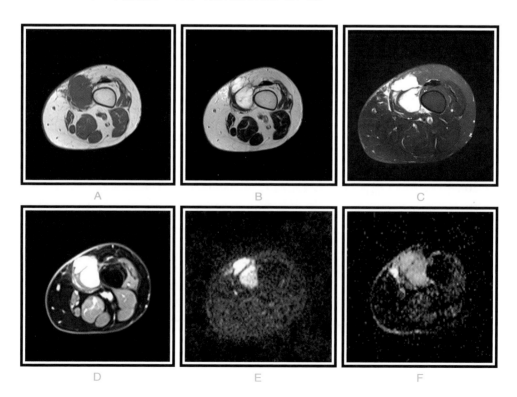

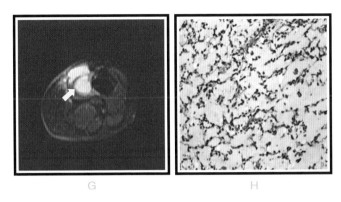

G　　　　　　　H

**图 6.2-1　左大腿下段软骨肉瘤治疗后 MRI 及病理图**

A—轴位 $T_1WI$；B—轴位 $T_2WI$；C—轴位脂肪抑制 $T_2WI$；D—轴位增强 $T_1WI$；E—轴位 DWI（b=800）；F—轴位 ADC 图；G—融合图像；H—病理图 （HE×200）

**影像所见**

左大腿下段内侧软组织内见一团块状（3.2 cm×2.6 cm）异常信号，累及股内侧肌，$T_1WI$ 呈稍低信号（图 6.2-1 A），$T_2WI$ 呈高信号（图 6.2-1 B），$T_2WI$ 脂肪抑制序列呈明显高信号，信号欠均匀，其间夹杂条状低信号影（图 6.2-1 C），增强扫描病灶大部分可见明显强化，中心条状低信号未见强化，病变边界尚清晰（图 6.2-1 D）。左股骨骨质未见明显肿瘤侵犯。DWI：左侧大腿下段肌肉软组织内病灶大部分呈高信号（图 6.2-1 E）；ADC 图：相应病灶呈稍高信号（图 6.2-1 F），ADC 值 $1.219×10^{-3}$ $mm^2/s$；融合图像提示肿瘤活性残留，术区肿瘤复发（图 6.2-1 G 黄色箭头）。

MRI 诊断：左大腿下段内侧软组织肿块，软骨肉瘤术后复发。

**治疗与病理**

2015 年 2 月行左大腿下段软骨肉瘤切除术＋下肢血管神经探查术。术后病理：镜下肿瘤细胞呈梭形，胞质少；核大，深染；核膜、核仁不清晰，核分裂多见，肿瘤细胞密集，间质有大量黏液，肿瘤实质与间质分界不清晰（图 6.2-1 H）。免疫组化结果：Vimentin（＋），CD34（＋），S-100（－），SMA（－），Desmin（－），CD99（－），Actin（－），Ki-67（＜1%）。病理诊断：左股骨下段软组织黏液性软骨肉瘤。

**病例 2**

患者男，34 岁。2007 年触及右侧小腿下段内侧软组织肿块，质硬、活动度差，伴有疼痛、足背麻木感，以夜间疼痛明显，行手术切除。病理：（右小腿）软组织间叶性软骨肉瘤可能性大。免疫组化：CK（－），Vimentin（－），S-100（－），CD34（－），HHF35（－），Des（－），Myoglobin（－）。术后行 3 个周期化疗及放疗，定期复查，未发现复发与转移。

2011 年 9 月，右小腿原手术部位触及包块，质硬、活动度差，胸部 CT 检查提示双肺转移瘤，诊断为右小腿肿瘤复发并双肺转移，先后行化疗、左肺肿瘤微波消融术等治疗。2012 年 9 月先后行左下肺残留病灶氩氦刀冷冻消融及右小腿肿瘤 $^{125}$I 粒子植入术，术后恢复尚可。

患者于 2013 年 7 月复查 MRI 结果参见图 6.2-2。

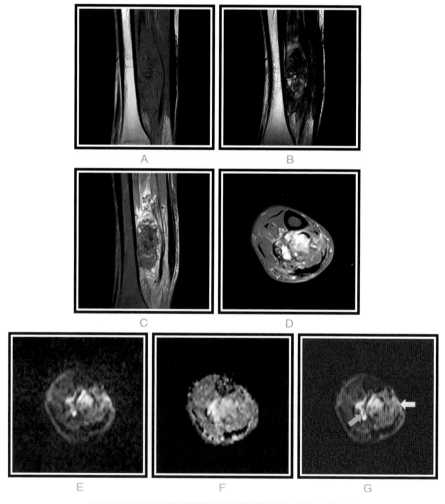

**图 6.2-2　右小腿软骨肉瘤治疗后复发 MRI 图像**

A—矢状位 $T_1WI$；B—矢状位 $T_2WI$；C—矢状位脂肪抑制 $T_1WI$ 增强；D—轴位脂肪抑制 $T_1WI$ 增强；E—轴位 DWI（b=800）；F—轴位 ADC 图；G—轴位融合图像

影像所见

右侧胫骨后方软组织内见不规则团块状异常信号，病灶范围 4.1 cm×3.7 cm×14.3 cm，$T_1WI$ 呈等、低信号（图 6.2-2 A）；$T_2WI$ 病灶呈等、低及高混杂信号（图 6.2-2 B），增强扫描见部分病灶明显强化，病灶中央片状坏死区未见强化（图 6.2-2 C、D）；周围组织及血管受推压移位，病灶局部包绕右侧腓骨，局部见皮质缺损、破坏；DWI：病灶局部及病灶边缘呈高信号，部分呈等信号（图 6.2-2 E）；ADC 图：相应病灶 DWI 高信号区呈高信号，ADC 值 $2.258×10^{-3}$ $mm^2/s$；相应病灶 DWI 局部等信号区呈稍低信号，ADC 值 $1.050×10^{-3}$ $mm^2/s$（图 6.2-2 F）；融合图像提示右小腿肿瘤大部分活性被抑制（图 6.2-2 G 绿色箭头），局部肿瘤活性残留（图 6.2-2 G 黄色箭头）。

MRI 诊断：右小腿软骨肉瘤综合治疗后，肿瘤大部分活性被抑制，局部活性残留。

分析与讨论

软骨肉瘤是源自软骨及成软骨结缔组织的恶性肿瘤，发病率仅次于骨肉瘤，分为原发性、继发性两种；原发性软骨肉瘤以中心型居多（30 岁以上多见）；继发性软骨肉瘤多为内生软骨瘤、骨软骨瘤恶变（40 岁以上多见）。发病部位（分为中心型与周围型）多见于长骨骨端，约 3/4 发生在股骨、肱骨近端，扁骨中以骨盆多见，其次为肋骨和肩胛骨。

临床症状主要以局部疼痛为著，多数病变发展缓慢，但病程长短、症状轻重、预后好坏均与其病理学类型密切相关。病理类型分为透明细胞型、间充质型、去分化型和皮质旁软骨肉瘤。病理上肿瘤由成软骨细胞及软骨基质组成，分化好的成软骨细胞常沿着小叶边缘发生钙化，影像表现为斑点状、弧形、环形或半环形高密度影；分化差的软骨细胞，无钙化或少钙化，影像上呈云絮状改变[6,7]。

典型的软骨肉瘤影像表现[8]：软骨基质 X 线和 CT 表现为分叶状低密度，钙化呈高密度影。软骨肉瘤各种亚型 MRI 信号无明显差异，均表现为 $T_1WI$ 呈偏低信号，$T_2WI$ 呈分叶状高信号，中间可出现低信号纤维组织间隔，钙化在各个序列上均呈低信号。X 线与 CT 可清晰显示钙化成分，尤其高分辨率 CT，还可清晰显示溶骨性骨质破坏、边界不清，邻近骨皮质不同程度的膨胀、变薄以及中断。MRI 显示骨破坏、周围软组织改变有明显优势。破坏区与软组织内可见数量不等、分布不均、疏密不一或密集成堆的呈低信号的钙化。周围型软骨肉瘤多由骨软骨瘤恶变而来。低度恶性的病灶因含透明软骨而在 T₂WI 呈均匀的高信号，信号强度不均匀则常预示着恶性程度较高[9]。

肿瘤中出现环形、弧形或斑点状钙化是软骨肉瘤最具定性诊断的征象。Douis 等[10]报道，DWI 能够区分未分化的软骨肉瘤和传统的软骨肉瘤，但对软骨瘤与软骨肉瘤无明显鉴别作用。有关软骨肉瘤 DWI 方面的文献报道并不多，通常恶性肿瘤因肿瘤细胞密集，DWI 呈高信号，ADC 图呈低信号，但上述 2 例软骨肉瘤综合治疗后，DWI 高信号的区域，ADC 图呈高信号，且 ADC 值较高，推测与软骨肉瘤内含较多钙化成分有关，此时需结合 DWI 及融合图像判断肿瘤局部活性残留区与活性抑制区。

软骨肉瘤应注意与良性软骨类肿瘤如内生软骨瘤等鉴别，后者具有良性病变征象，边界较清晰，多位于长骨髓腔内，呈散在多发点状高密度影，无骨质破坏及软组织肿块。恶性病变应与骨肉瘤鉴别，后者形成象牙质样的瘤骨为主要特征，瘤骨结构多不清晰、边缘较模糊，与清晰的软骨肉瘤中出现的钙化有所不同。

## 6.3 脊索瘤术后复发

患者女，55 岁。2006 年出现臀部牵扯感（无活动障碍，无疼痛麻木等症），就诊于当地医院，经穿刺活检提示脊索瘤并行手术治疗，术后患者自觉症状稍好转。

2008 年复查提示肿瘤复发，遂再行手术，并术后放疗（剂量不详），期间曾出现排尿困难，经治疗后好转出院。2012 年 6 月患者突发左下肢无力，不能活动，就诊。行 MRI 检查，结果参见图 6.3。

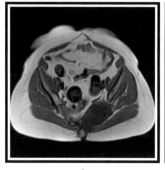 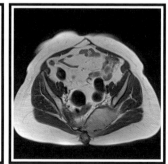 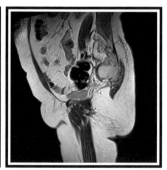

A　　　　　　　　　B　　　　　　　　　C

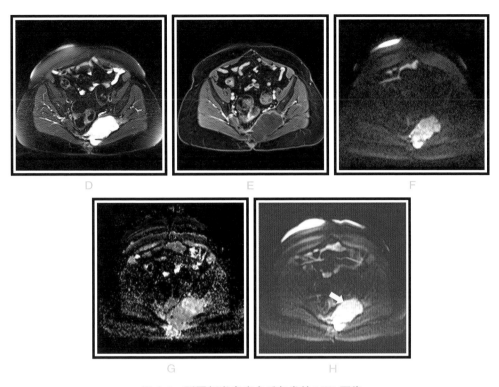

**图 6.3 骶尾部脊索瘤术后复发的 MRI 图像**

A—轴位 $T_1WI$；B—轴位 $T_2WI$；C—矢状位 $T_2WI$；D—轴位脂肪抑制 $T_2WI$；E—轴位脂肪抑制 $T_1WI$ 增强；F—轴位 DWI（b=800）；G—轴位 ADC 图；H—轴位融合图像

### 影像所见

骶尾部正中偏左侧见不规则骨质破坏及椭圆形软组织肿块影。$T_1WI$ 呈低信号（图 6.3 A）；$T_2WI$ 呈高信号（图 6.3 B、C），内见低信号分隔及斑点状低信号影；脂肪抑制 $T_2WI$ 呈明亮高信号（图 6.3 D）；增强扫描见病灶周边强化为主，内部强化不明显（图 6.3 E）；DWI：肿块大部分呈高信号，其间夹杂小斑片状稍低信号（图 6.3 F）；ADC 图：相应肿块 DWI 高信号区呈稍低信号，ADC 值 $1.172 \times 10^{-3}$ $mm^2/s$；相应肿块 DWI 斑片状稍低区呈稍高信号（图 6.3 G），ADC 值 $1.833 \times 10^{-3}$ $mm^2/s$；融合图像提示肿瘤复发（图 6.3 H 黄色箭头）。

MRI 诊断：骶尾部脊索瘤术后复发。

### 分析与讨论

脊索瘤是源自胚胎时期残余脊索组织的一种低至中度恶性的骨肿瘤，

包含上皮与间叶组织两种成分，男性较女性好发；可发生于任何年龄包括儿童和青少年，以中老年患者最多见。肿瘤生长较缓慢，好发于骶尾部及颅底，颈椎及胸、腰椎少见，中轴骨以外部位罕见。脊索瘤呈缓慢的侵袭性生长，以手术治疗为主，但术后复发率高。其对传统的放化疗不敏感，常发生局部浸润或远处转移，预后较差[11]。

X线平片难以发现脊索瘤早期病变的骨质破坏征象；CT与MRI不仅可早期发现病变，其影像表现亦具有特征性：CT可清晰显示病变的骨质破坏范围与周围软组织肿块，并可区分肿瘤内钙化灶与骨质破坏区内的残留骨；而MRI检查可显示软组织的形态、信号特征及增强的特征性表现，良好地显示手术切除后残余病灶及肿瘤复发[12]，因此，MRI检查是目前诊断脊索瘤的重要影像学方法。

目前文献对于脊索瘤术前影像学诊断的研究较多，但对脊索瘤术后的影像学评价甚少。本例为脊索瘤术后复发病例，常规MRI示骶尾部偏左侧椭圆形病灶，$T_1WI$呈低信号，$T_2WI$呈高信号，脂肪抑制$T_2WI$呈明亮高信号，边界清晰，增强扫描后可见病灶边缘强化，中央仅可见线状或絮状强化，单凭上述MRI表现较难判断为肿瘤复发。但是，病灶在DWI图像上呈高信号，ADC图呈稍低信号，融合图像显示病灶呈高亮色，提示肿瘤复发。该病灶ADC值为$1.172 \times 10^{-3}$ mm$^2$/s，较恶性肿瘤偏高，符合脊索瘤低度恶性肿瘤的特点，DWI图像呈高信号的原因，推测为脊索瘤富含黏液，$T_2WI$信号较高，DWI信号受$T_2$透过效应的影响而偏高。因此，DWI及融合图像能显示肿瘤内部特征及肿瘤浸润的范围，对于监测肿瘤疗效、判断肿瘤复发具有重要意义。

**鉴别要点**

**神经鞘瘤**　多为圆形、卵圆形或不规则哑铃形，有包膜；肿瘤常有囊变及出血，$T_1WI$呈等或低信号，$T_2WI$多呈高低混杂信号。

**骨巨细胞瘤**　好发于青壮年，在骶骨肿瘤中，骨巨细胞瘤发生率仅次于脊索瘤而居第二位。常发生于骶尾椎的上部，膨胀性、偏心性的骨质破坏为其特征，多见"皂泡征"。

**软骨肉瘤**　MRI表现为$T_1WI$低信号，$T_2WI$高信号，内部钙化和骨化呈不均匀低信号。其内部的环形、弧形或斑点状钙化是瘤软骨基质的钙化，是各型软骨肉瘤最具定性诊断价值的特征。

**转移瘤**　往往多发，有明确的肿瘤病史（老年人多见），症状明显，疼痛剧烈，病程发展快。MRI 常呈虫蚀状、筛孔状、融冰状溶骨性骨破坏，骨破坏区无膨胀感、粗大骨嵴、边缘硬化等。

## 6.4　滑膜肉瘤治疗后

病例 1

患者女，16 岁。2012 年 5 月偶然发现右胫骨前方约鸡蛋大小的包块，伴压痛感，局部无红肿，无肢体麻木、活动障碍，未予重视。1 年后就诊，行左胫骨前方肿块切除术，术后病理经会诊考虑：滑膜肉瘤；曾行细胞免疫治疗。后行 MRI 检查结果参见图 6.4-1。

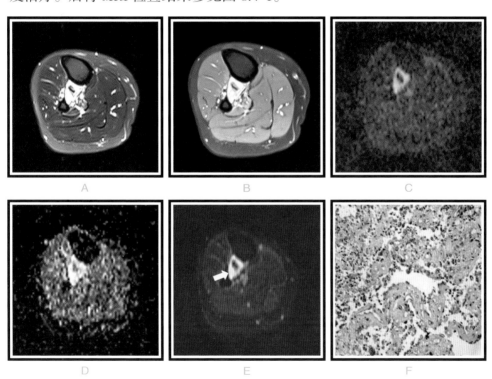

**图 6.4-1　右胫骨滑膜肉瘤治疗后复发 MRI 及病理图**

A—轴位脂肪抑制 $T_2WI$；B—轴位脂肪抑制 $T_1WI$ 增强；C—轴位 DWI
（b=800）；D—轴位 ADC 图；E—轴位融合图像；F—病理图（HE×100）

影像所见

右侧小腿胫骨上段（胫腓骨间）可见三角形片状异常信号影（1.8 cm×1.7 cm），$T_1WI$ 呈等信号；脂肪抑制 $T_2WI$ 中心呈低信号，边缘呈高信号，边界尚清晰（图 6.4-1 A），病灶与胫腓骨局部骨皮质无明显界限，增强后可见病灶不均匀强化，边缘强化明显，中央不强化呈低信号（图 6.4-1 B）。

DWI：胫骨上段（胫腓骨间）病灶中心呈低信号，边缘呈稍高信号（图 6.4-1 C）；ADC 图：相应病灶中心呈稍低信号（图 6.4-1 D），ADC 值 $1.058 \times 10^{-3}$ mm²/s；相应病灶边缘呈稍高信号（图 6.4-1 D），ADC 值 $1.558 \times 10^{-3}$ mm²/s；融合图像示病灶边缘活性残留，提示局部肿瘤复发（图 6.4-1 E 黄色箭头）。

MRI 诊断：右侧胫骨滑膜肉瘤术后，（术区）胫腓骨间隙软组织内异常信号灶，考虑肿瘤复发。

*治疗与病理*

入院后行右小腿后侧肿瘤切除。术后病理：肿瘤细胞体积大，胞质丰富，透明；核大，形态不规则，空泡状，有小核仁，可见核分裂，并见瘤巨细胞。肿瘤细胞呈大片状排列，部分区域可见假腺管样结构（图 6.4-1 F）。免疫组化结果：Vimentin（＋），EMA（＋），CK（少数＋），Desmin（－），SMA（－），HMB45（－）。病理诊断：（右胫骨）滑膜肉瘤，上皮型为主。

病例 2

患者男，50 岁。2012 年 11 月偶然发现右臀部肿块，无疼痛，无发热，无肢体活动受限，未予重视。之后肿块进行性增大，出现压痛，2013 年 3 月就诊，行手术切除，术后病理示：低度恶性纤维黏液样肉瘤，术后恢复顺利，未行其他治疗。

2013 年 7 月发现右臀部肿物复发，再次手术切除，术后病理：右臀部滑膜肉瘤。2013 年 9 月复诊行 MRI 检查，结果参见图 6.4-2。

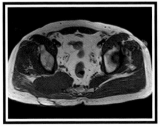 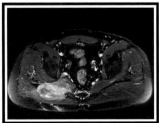 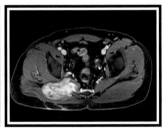

A                    B                    C

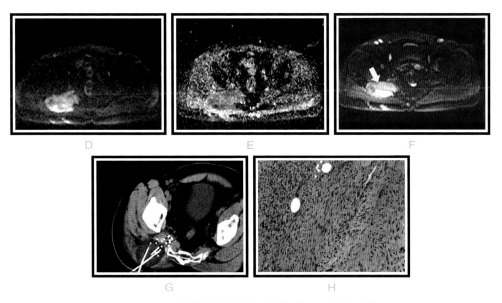

**图 6.4-2 右臀部滑膜肉瘤术后复发 MRI 及病理图**

A—轴位 $T_1WI$；B—轴位脂肪抑制 $T_2WI$；C—轴位脂肪抑制 $T_1WI$ 增强；D—轴位 DWI（b=800）；E—轴位 ADC 图；F—融合图像；G—CT 引导治疗图；H—病理图（HE×200）

**影像所见**

右侧臀肌深面可见一不规则软组织影（4.5 cm×7.8 cm×6.8 cm），$T_1WI$ 呈稍低信号（图 6.4-2 A）；脂肪抑制 $T_2WI$ 呈稍高至高信号（图 6.4-2 B），边界不清，部分向盆腔内突入；增强后可见明显不均匀强化（图 6.4-2 C），邻近髋臼及坐骨支未见骨质破坏；DWI：软组织肿块呈高信号（图 6.4-2 D）；ADC 图：相应软组织肿块呈低信号（图 6.4-2 E），ADC 值 $1.174×10^{-3}$ $mm^2/s$；融合图像提示肿瘤活性较强（图 6.4-2 F 黄色箭头）。

MRI 诊断：右臀部滑膜肉瘤术后复发，肿瘤活性较强。

**治疗与病理**

入院后行 CT 引导下右臀部肿块氩氦刀冷冻消融术 +$^{125}$I 粒子植入术 + 穿刺活检术（图 6.4-2 G）。术后病理：肿瘤细胞呈梭形，胞质丰富、红染、扭曲；核呈短梭形，大小不等，深染；核膜、核仁不清，可见核分裂，细胞呈束状，编织状排列，间质成分少，实质与间质分界不清（图 6.4-2 H）。免疫组化：Vimentin（+），Desmin（－），SMA（－），S-100（－），Ki-67（<1%），CD34（－），Actin（－）。病理诊断：结合临床病史与免疫组化结果，右臀部病灶符合滑膜肉瘤诊断。

病例 3

患者男，26 岁。2010 年 4 月因左小腿触痛，伴足背屈伸不佳，行 MRI 检查提示左小腿软组织占位。同年 7 月底在超声引导下穿刺活检提示偏恶性肿瘤。2011 年 8 月行肿块部分切除、左腓骨截断、钢板内固定术，术后病理：单相纤维型滑膜肉瘤。

2011 年 9 月至 2012 年 3 月完成 6 个周期的化疗，复查 MRI 结果参见图 6.4-3。

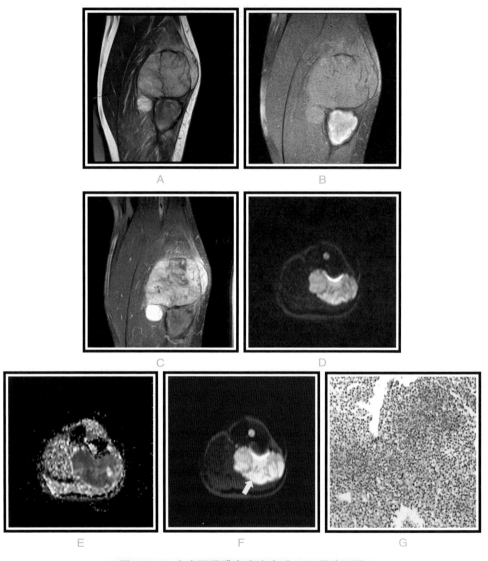

**图 6.4-3  左小腿滑膜肉瘤治疗后 MRI 及病理图**

A—冠状位 $T_2WI$；B—冠状位脂肪抑制 $T_1WI$；C—冠状位脂肪抑制 $T_1WI$ 增强；

D—轴位 DWI（b=800）；E—轴位 ADC 图；F—轴位融合图像；G—病理图（HE×100）

影像所见

左侧小腿中上段后方肌群内见一软组织肿块（11.9 cm×8.5 cm×5.5 cm），$T_2WI$ 呈高信号为主的混杂信号（图 6.4-3 A）；脂肪抑制 $T_1WI$ 肿块呈等信号为主的混杂信号（图 6.4-3 B）；增强扫描可见不均匀明显强化（图 6.4-3 C），病灶边界尚清晰，部分病灶包绕左侧腓骨中段生长，邻近骨皮质受累，周围肌肉受压结构不清晰。DWI：病灶大部分呈高信号，其间夹杂少许斑片状稍低信号区（图 6.4-3 D）；ADC 图：相应病灶 DWI 大部分高信号区呈低信号（图 6.4-3 E），ADC 值 $0.641×10^{-3}$ mm$^2$/s；相应病灶 DWI 斑片状稍低信号区呈稍高信号，ADC 值 $1.641×10^{-3}$ mm$^2$/s；融合图像提示肿瘤大部分活性较强（图 6.4-3 F 黄色箭头）。

MRI 诊断：左侧小腿滑膜肉瘤综合治疗后，肿瘤复发，活性较强。

治疗与病理

入院后行左小腿肿块穿刺活检术＋氩氦刀冷冻消融术＋$^{125}$I 粒子植入术。术后病理：肿瘤细胞体积小，呈圆形或短梭形，大小较一致；胞质少；核深染，核膜、核仁不清，核分裂不易见，肿瘤细胞弥漫成片状，间质少，实质间质分界不清（图 6.4-3 G）。免疫组化结果：EMA（+），Vimentin（+），Desmin（−），SMA（−），S-100（−），Actin（−）。病理诊断：病灶符合左小腿滑膜肉瘤。

分析与讨论

滑膜肉瘤是一种具有特殊形态学表现的间叶组织肿瘤，占原发软组织恶性肿瘤 2.5%~10.5%。滑膜肉瘤并非源自滑膜组织，可发生于人体任何部位，好发于四肢近关节旁，2/3 发生于下肢，其中又以膝关节最为多见，与腱鞘、滑囊和关节囊的关系密切，但很少发生于关节腔内（低于 10%）[13]。其他少见的部位如咽旁、胸腹部、纵隔等也可发生。滑膜肉瘤发病年龄范围较广，15~40 岁常见，男性多于女性。病理分为单向型、双相型及低分化型。滑膜肉瘤起病隐匿，临床多表现为可触及的深在的软组织肿块，常伴有疼痛、压痛和毗邻关节的功能障碍。

滑膜肉瘤有一定的影像学特征，多数病灶体积较大，文献报道[14,15] 88% 的病灶超过 5 cm，常呈圆形或分叶状、靠近关节四肢且位置较深在的软组织肿块。CT 平扫病变表现类似肌肉的密度。肿瘤内部常合并出血，有时可见纤维分隔，内部或边缘常可见点状或弧形钙化影。在 MRI 图像上，体积较大的滑膜肉瘤通常 $T_1WI$ 表现为类似或略高于周围肌肉信号强度，$T_2WI$ 表现为稍高或高信号的软组织肿块，伴有出血的则表现为 $T_1WI$ 高信号、$T_2WI$ 高或低信号。钙化灶在各个序列均呈低信号影，坏死囊变区 $T_1WI$ 呈低信号、$T_2WI$ 呈高信号。增强扫描见病变主体不均匀且呈明显强化模式，出血、坏死囊变、分隔及钙化均不强化。本病恶性程度较高，虽分界清晰易完整切除，但局部复发和远处转移很常见。

本病需与恶性纤维组织细胞瘤、横纹肌肉瘤、软骨肉瘤等鉴别。滑膜肉瘤 $T_2WI$ 信号混杂（高、中等、低信号）及 $T_1WI$ 小的高信号灶多位于大关节附近，为滑膜肉瘤的重要诊断依据。

上述 3 例均为综合治疗后的病例，且均发生于下肢，肿瘤的复发应与肿瘤治疗后改变相鉴别。磁共振弥散加权成像在肿瘤治疗后的疗效评价中发挥着重要作用，ADC 值的变化与肿瘤的坏死程度相关：肿瘤细胞坏死溶解，细胞外水分子增多，且细胞崩解致使细胞外间隙增大，导致肿瘤坏死区的 ADC 值升高及 DWI 信号下降，因此 DWI 对肿瘤的疗效评估优于常规 MRI，且 ADC 值的高低对肿瘤复发 / 残留或术后改变具有一定的鉴别意义[16]。

上述第 2 例和第 3 例均可见明确的软组织肿块，因 MRI 与 DWI 图像具备滑膜肉瘤影像学特征，结合病史不难做出肿瘤复发的诊断。第 1 例在肿瘤切除术后复查的 MRI 图像上显示：胫腓骨间隙条片状异常信号影；DWI 显示外围部分不均匀高信号，但 ADC 图为稍高信号；融合图像提示：病灶仍存在活性，从而判断为肿瘤复发；但 ADC 图与肿瘤信号不符，推测与肿瘤内部存在的某些成分相关，结合常规 MRI 图像，病灶中央各序列低信号区考虑为钙化可能。

## ◀ 6.5  脂肪肉瘤术后复发

患者男，50 岁。2014 年 11 月右臀部及下腰部发现巨大肿块，质硬、无压痛，于当地医院就诊行右侧臀部及腰部肿物部分切除术，术后病理示脂肪肉瘤。2015 年 7 月行 MRI 复查结果参见图 6.5。

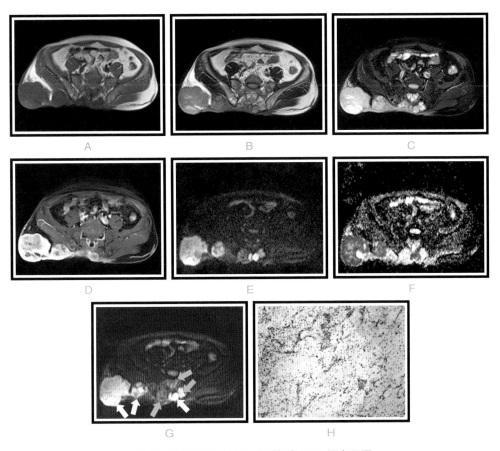

**图 6.5　右臀部脂肪肉瘤术后复发 MRI 及病理图**

A—轴位 $T_1WI$；B—轴位 $T_2WI$；C—轴位脂肪抑制 $T_2WI$；D—轴位脂肪抑制
$T_1WI$ 增强；E—轴位 DWI（b=800）；F—轴位 ADC 图；G—轴位融合图像；H—
病理图（HE×100）

**影像所见**

右侧臀部（主要累及臀大肌及皮下脂肪、臀中肌）见多个团块状的软组织
异常信号影（较大者 8.2 cm×7.5 cm×8.0 cm），$T_1WI$ 呈类似肌肉的等信号，部
分呈略低信号（图 6.5 A）；$T_2WI$ 呈稍高信号（图 6.5 B）；脂肪抑制 $T_2WI$ 呈稍
高信号，信号不均匀（图 6.5 C）；增强扫描可见病灶明显强化，内见条带状、
斑片状不强化区（图 6.5 D），病变边缘不光整。双侧竖脊肌、右侧腰方肌、右
侧背阔肌、邻近右侧髂骨后部、腰 5 椎体附件及部分骶椎亦可见类似异常信号
灶，增强后病灶均呈明显的不均匀强化，邻近硬脊膜增厚并强化（图 6.5 D）。

DWI：右侧臀部、骶尾部病灶呈团块状、结节样稍高 - 高信号（图
6.5 E）；ADC 图：相应病灶 DWI 稍高信号区呈稍低信号（图 6.5 F），

ADC 值 $1.982 \times 10^{-3}$ mm²/s；相应病灶 DWI 高信号区呈低信号（图 6.5 F），ADC 值 $0.854 \times 10^{-3}$ mm²/s；融合图像示右侧臀部、骶尾部病灶活性较强（图 6.5 G 黄色箭头），提示肿瘤复发并局部坏死（图 6.5 G 绿色箭头）。

MRI 诊断：右侧臀部、骶尾部肿瘤复发，病灶大部分活性较强，局部液化坏死。

### 治疗与病理

2015 年 8 月在彩超引导下行腰、右臀部肿块穿刺活检＋氩氦刀冷冻消融＋无水乙醇消融术。术后病理：肿瘤细胞呈短梭形或多角形；胞质少，红染；核深染，核膜、核仁不清晰；核分裂不易见（图 6.5 H）。肿瘤间质含大量黏液样基质，并有丰富毛细血管网。免疫组化：Vim（＋），CD99（＋），S-100（－），SMA（－），Desmin（－），P53（－），Ki-67（＞10%＋）。病理诊断：脂肪肉瘤。

### 分析与讨论

脂肪肉瘤是较常见的软组织恶性肿瘤，约占全部软组织恶性肿瘤的 21.4%，发病率高居第二位（好发年龄 40~60 岁），男女发病率大致相等，多发生于深部软组织，可起源于肌筋膜或深部血管丰富的部位，四肢尤其大腿和腹膜后为好发部位。病理上分为分化良好型、黏液型、圆细胞型及多形性脂肪肉瘤四个亚型[17]。

分化较好的脂肪肉瘤，由于含有较多脂肪组织，X 线平片上常显示为密度较低的透亮影，CT 上常测得脂肪的密度（负值），增强扫描无强化或仅轻微强化；其他类型的脂肪肉瘤可仅仅表现为软组织肿块，肿瘤内可出血、坏死，分别表现为高密度及低密度影[18]。

MRI 显示软组织病变具有其他影像学无可比拟的优势，一般分化良好的脂肪肉瘤含有较多的脂肪组织，$T_1WI$ 和 $T_2WI$ 均呈条片状高信号，信号强度较高，类似皮下脂肪信号，可夹杂等低信号，信号不均匀，脂肪抑制序列信号降低。黏液型脂肪肉瘤大多缺乏明显的脂肪信号，其他两种病理类型为低分化的脂肪肉瘤，均难与其他软组织肉瘤相鉴别，仅表现为边界规则或不规则的软组织肿块，脂肪抑制序列信号不会降低，增强扫描后可出现程度不等的强化[19]。

本病例表现出低分化的脂肪肉瘤征象，DWI 能够无创检测活体组织内水分子的扩散运动，DWI 肿块呈高信号，相应 ADC 图呈低信号，且 ADC 值较低；融合图像提示肿块复发，活性较强。由此 DWI 对于评估肿瘤的恶性程度及监测肿瘤治疗疗效等方面均很有价值。

6.6　硬纤维瘤术后复发

患者男，12 岁。2009 年因双下肢不等粗，步态异常，经骨扫描提示左髋关节肿瘤，行左髋关节肿物姑息切除术，术后病理提示硬纤维瘤。

2010 年患者因肿瘤复发行左髋部肿瘤射频消融治疗，随后行左臀部肿瘤切除术。2012 年及 2014 年又因肿瘤再发分别行左臀部肿瘤切除术及左臀部肿物切除、左侧坐骨神经探查吻合术。

2015 年 10 月行全腹增强 CT 提示：腹膜后、左侧髂窝 - 盆底 - 臀部及大腿中上段多发肿块，伴左侧腹股沟淋巴结肿大，考虑肿瘤复发，行MRI 检查结果参见图 6.6。

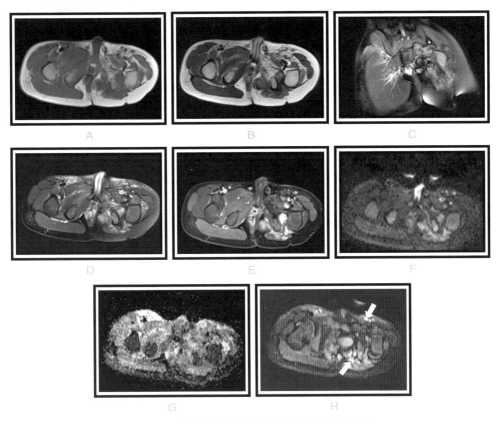

图 6.6　左侧髋部硬纤维瘤术后复发的 MRI 图像

A—轴位 $T_1WI$；B—轴位 $T_2WI$；C—冠状面脂肪抑制 $T_2WI$；D—轴位脂肪抑制 $T_2WI$；E—轴位脂肪抑制 $T_1WI$ 增强；F—轴位 DWI 图（b=800）；G—轴位 ADC 图；H—轴位融合图像

影像所见

左侧臀肌大部分切除，呈术后改变，残存软组织及左侧髋周包括闭孔内肌、闭孔外肌、股内侧肌见弥漫不规则分布的异常信号灶。$T_1WI$ 呈等 - 稍低信号（图 6.6 A）；$T_2WI$ 呈稍高信号（图 6.6 B）；脂肪抑制 $T_2WI$ 呈高信号（图 6.6 C、D），形态不规则，边缘不清；增强扫描病变呈不均匀强化（图 6.6 E）；DWI：左侧臀部及髋内侧病灶呈稍高 - 高信号（图 6.6 F）；ADC 图：相应病灶 DWI 稍高信号区呈稍低信号（图 6.6 G），ADC 值 $1.060 \times 10^{-3}$ $mm^2/s$；相应病灶 DWI 斑片状高信号区呈低信号（图 6.6 G），ADC 值 $0.408 \times 10^{-3}$ $mm^2/s$。

左侧腹股沟区可见数个淋巴结影，$T_1WI$ 呈等信号（图 6.6 A），脂肪抑制 $T_2WI$ 呈高信号（图 6.6 D），增强扫描可见强化（图 6.6 E），DWI：左腹股沟区多发肿大淋巴结呈高信号（图 6.6 F）；ADC 图：多发肿大淋巴结呈稍低信号（图 6.6 G），ADC 值 $1.136 \times 10^{-3}$ $mm^2/s$。

融合图像提示：左侧臀部、髋周内侧肿瘤复发，左侧腹股沟区多发淋巴结转移（图 6.6 H 黄色箭头）。

MRI 诊断：左侧髋部硬纤维瘤术后复发，并左侧腹股沟区淋巴结转移。

分析与讨论

硬纤维瘤源自肌肉内结缔组织，被覆筋膜或腱膜，虽属于良性肿瘤，但呈侵袭性、浸润性生长，也称为侵袭性纤维瘤病或肌腱膜纤维瘤病[21]。按发病部位可分为腹部硬纤维瘤和腹外硬纤维瘤，硬纤维瘤好发于女性，发病高峰为 25~40 岁。硬纤维瘤有向周围侵犯和术后复发的趋势，术后复发率约 40%[20]。

由于肿瘤的多样性，不同部位的肿瘤形态不同。硬纤维瘤在 CT 上可呈现不同的密度，与肌肉相比通常呈低、等或稍高密度，增强扫描呈中至高度强化。硬纤维瘤 MRI 有特征性但并无特异性表现，呈信号不均匀的软组织肿块，$T_2WI$ 信号与脂肪信号相近，或略低于皮下脂肪，$T_1WI$ 信号与肌肉信号相似，纤维成分增加时瘤内可见条带状 $T_1WI$ 及 $T_2WI$ 低信号区域。部分肿瘤可浸润或包绕邻近神经血管束，发生于肢体的硬纤维瘤可侵犯邻近的骨质。MRI 增强扫描肿瘤多表现为中等至明显强化，约 10% 硬纤维瘤未见实质强化[21]。从手术病理结果分析，$T_2WI$ 高信号区是因瘤体主要由丰富的成纤维细胞构成，含水分较多所致；而中心或周围的低信号带是因成纤维细胞含量较少，胶原基质与胶质纤维大量沉积所致，其中可见更低信号的流空血管（主要由扩张的毛细血管形成）。DWI示肿瘤囊性部分呈低-等信号，局部实性部分呈高信号，ADC图示囊性部分呈高信号，局部实性部分呈低信号。

本例为左侧髋部硬纤维瘤术后，并多次复发数次手术后的病例，此次MRI检查，DWI示左侧臀部及左侧髋内侧不规则病灶呈高信号，ADC图像可见病灶大部分呈低信号，其间夹杂斑片状高信号灶；左侧腹股沟区见数个淋巴结DWI呈高信号，ADC图呈低信号；融合图像能更直观地显示上述状况，提示肿瘤复发并淋巴结转移。由此可见，DWI及融合图像在硬纤维瘤术后随访、监测疗效及判断肿瘤复发上有较好的作用。

**鉴别要点**

**良性肿瘤（以平滑肌瘤、脂肪瘤及血管瘤常见）**[22] （1）平滑肌瘤多表浅，体积小，边界清晰，信号较均匀；（2）脂肪瘤在MRI上具有特征性的信号表现，$T_1WI$和$T_2WI$均呈现与皮下脂肪信号相似的高信号，边界清晰，信号多均匀；（3）血管瘤在MRI上常出现混杂信号影，内可见扩张迂曲的流空信号、血栓形成以及陈旧出血，增强扫描呈不规则明显强化，必要时可考虑行血管造影。

**恶性肿瘤（以纤维肉瘤、脂肪肉瘤多见）** 发病年龄较大，以40岁以上者多见，发展较快，疼痛等症状出现早且重，CT与MRI检查显示肿瘤密度或信号不均匀，常存在散在分布的坏死液化灶。

## 6.7 横纹肌肉瘤

患者男，62岁。3个月前发现左小腿肿物，未予治疗。后肿块迅速增大并伴疼痛不适而入院，行MRI检查结果参见图6.7。

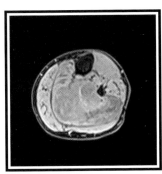
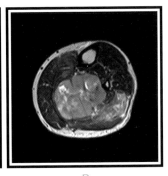

A       B

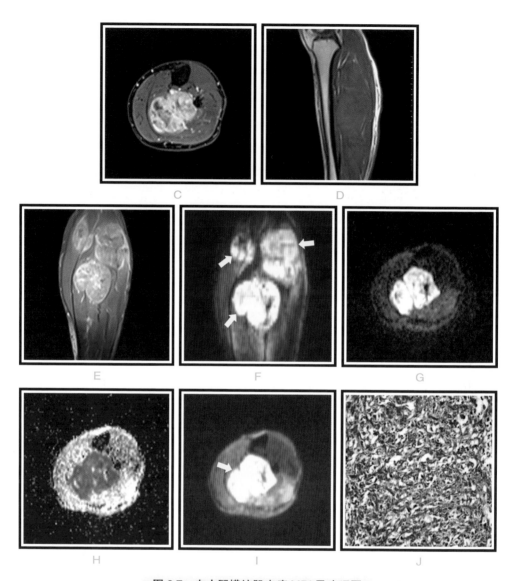

**图 6.7　左小腿横纹肌肉瘤 MRI 及病理图**

A—轴位脂肪抑制 $T_1WI$；B—轴位 $T_2WI$；C—轴位脂肪抑制 $T_1WI$ 增强；D—矢状面 $T_1WI$；E—冠状面脂肪抑制 $T_1WI$ 增强；F—冠状面融合图像；G—轴位 DWI 图（b=800）；H—轴位 ADC 图；I—轴位融合图像；J—病理图（HE×200）

**影像所见**

左小腿后方腓肠肌、比目鱼肌及踇长屈肌内见数个团块状异常信号灶；$T_1WI$ 呈等、稍低信号（图 6.7 A、D），$T_2WI$ 呈稍高信号（图 6.7 B），其内信号不均；增强扫描软组织肿块呈中度强化，其中液化坏死区未见明显强化（图 6.7 C、E）；DWI：肿块大部分呈高信号，其间夹杂斑片状低信号（图 6.7 G）；ADC 图：相应肿块 DWI 高信号区呈低信号，ADC 值 0.761 × $10^{-3}$ mm²/s; 相应病灶 DWI 斑片状低信号区呈高信号（图 6.7 H），ADC 值 2.167 × $10^{-3}$ mm²/s; 融合图像提示恶性肿瘤（图 6.7 F、I 黄色箭头）。

MRI 诊断：左小腿后部软组织恶性肿瘤，病灶内散在斑片状坏死区。

*治疗与病理*

入院后行左小腿肿物穿刺活检术 + 氩氦刀冷冻消融术。术后病理示：（左侧小腿）间叶组织来源的恶性肿瘤，考虑横纹肌肉瘤可能性大（图 6.7 J），免疫组化：Vim（+），CD99（+），Desmin（-），SMA（-），Actin（-），S-100（-），P53（-），Ki-67（> 20%+）。

*分析与讨论*

横纹肌肉瘤大多源自间叶组织，是最常见的儿童软组织恶性肿瘤，约 2/3 病例发现时不超过 6 岁，男女之比为 2:1。该肿瘤恶性程度高，侵袭性强，可能源自分化为肌源性成分的多潜能性细胞，其组织学上分为胚胎型（约占 60%，主要发生于 15 岁以下，以头面颈部和泌尿生殖道常见）；腺泡型（恶性度高，约占 20%，主要发生于躯干和四肢）；多形性（约占 20%，主要发生于成人的四肢）三种类型[23]。本病易发生转移，肺是最常见的转移脏器。

横纹肌肉瘤可发生于全身，四肢是好发部位之一，其影像特点：体积较大，易发生坏死，血供较为丰富。横纹肌肉瘤 X 线仅能发现软组织肿胀，内部密度不均匀等改变，或提示邻近骨质有无受侵。CT 表现为平扫等或低密度，少见钙化及出血；MRI 的 $T_1WI$ 序列呈与邻近肌肉相近的等信号，夹杂数量不等的低信号，$T_2WI$ 呈混杂高信号表现，无论 CT 还是 MRI，注射对比剂后多有明显不均匀强化。发生于四肢的横纹肌肉瘤与头颈部横纹肌肉瘤不同，邻近骨骼很少受侵犯。唐浩等[24]认为，四肢的横纹肌肉瘤无特异性的影像学表现，但软组织内若出现长 $T_1$、长 $T_2$ 异常信号且增强扫描明显强化者，应纳入鉴别诊断。

采用 DWI 能显示横纹肌肉瘤内部特征及肿瘤浸润的范围，且能无创检测活体组织内水分子扩散运动，对于评估肿瘤的恶性程度及监测肿瘤疗效方面均很有价值[25]。融合图像能够提供更加直观的影像资料。

*鉴别要点*

*未分化高级别多形性肉瘤*　新的 WHO 肿瘤分类将原先的恶性纤维组织细胞瘤命名为未分化高级别多形性肉瘤。其特点：中老年人多见，肿

瘤恶性程度较高，多位于深部软组织内，呈浸润性生长，易侵犯邻近组织及向远处转移。

**滑膜肉瘤** 多位于靠近关节或滑膜部位，软组织肿块较大，磁共振信号较为混杂。

**脂肪肉瘤** 分化良好型脂肪肉瘤含有较多的脂肪成分，CT 密度及MRI 信号有特征性，易于鉴别；黏液型脂肪肉瘤因缺乏明显的脂肪信号，与本病较难鉴别。

（张灵艳 张 利 黄玉罡 陈燕萍 李忠海 周序珑）

## 参 考 文 献

[ 1 ] Baunin C, Schmidt G, Baumstarck K, *et al*. Value of diffusion-weighted images in differentiating mid-course responders to chemotherapy for osteosarcome compared to the histological response: preliminary results, *Skeletal Radiol*, 2012, 41(9): 1141~1149

[ 2 ] 吕金纯，陈洁，邱乾德等. MRI 弥散加权成像在骨肌肿瘤诊断中的应用. 医学影像学杂志，2015，25(9): 1686~1690

[ 3 ] Surov A, Nagata S, Razek AAA, *et al*. Comparison of ADC values in different malignancies of the skeletal musculature: a multicentric analysis. *Skeletal Radiol*, 2015, 44(7): 995~1000

[ 4 ] 孙美丽，高振华，王卓等. ADC 值评价骨肉瘤新辅助化疗后坏死的价值. 放射学实践，2012，27(5): 540~544

[ 5 ] 韦寅，李瑞雄，林健敏. 磁共振扩散加权成像监测骨肉瘤对诱导和新辅助化疗的反应. 中国医学影像技术，2014，30(3): 446~448

[ 6 ] 刘国清，黄信华，许乙凯. 原发性软骨肉瘤的组织病理学与影像学表现的对比研究. 临床放射学杂志，2007，26(1): 80~82

[ 7 ] 郝大鹏，徐文坚，王振常等. 软骨肉瘤的 CT 和 MRI 诊断. 中国医学影像技术，2009，25(1): 121~124

[ 8 ] 袁明智，黄永，任瑞美. 软骨肉瘤的影像诊断与鉴别诊断. 放射学实践，2012，27(8): 121~124

[ 9 ] 王砚亮，李发中，卞益同等. 黏液基质对肌骨肿瘤表观扩散系数测定及诊断价值的影响. 实用放射学杂志，2015，34(11): 1795~1799

[ 10 ] Douis H1, Jeys L, Grimer R, *et al*. Is there a role for diffusion-weighted MRI (DWI) in the diagnosis of central cartilage tumors? *Skeletal Radiol*, 2015, 44(7): 963~969

[ 11 ] 庞超楠，刘晓光，袁慧书. 脊柱活动节段脊索瘤的 CT、MRI 征象分析. 实用放射

学杂志，2015(7): 1155~1158

[12] 田爱民，李威，马国林. 脊索瘤的影像学诊断和鉴别诊断. 实用医学影像杂志，2013. 14(1): 38~40

[13] 黄丹萍，江新青，吴红珍等. 软组织滑膜肉瘤的 CT 与 MRI 表现. 实用放射学杂志，2013，29(1): 88~91

[14] 管帅，郝大鹏，刘学军等. 滑膜肉瘤 CT 及 MRI 特征. 中国医学影像技术，2014，9: 47

[15] 夏建东，江新青，黄丹萍等. 下肢滑膜肉瘤的 CT 及 MRI 诊断. 中国 CT 和 MRI 杂志，2013，11(5): 99~103

[16] McCullough AE, Schwartz AJ, Taylor VL, *et al*. Synovial sarcoma presenting as an avascular mass: radiologic-pathologic correlation, 2015, 44(2): 279~284

[17] Ikoma N, Torres KE, Somaiah N, *et al*. Accuracy of preoperative percutaneous biopsy for the diagnosis of retroperitoneal liposarcoma subtypes. *Ann Surg Oncol*, 2015: 22(4): 1068~1072

[18] 李文，任转琴，陈涛等. 四肢软组织不典型性脂肪瘤样肿瘤 / 分化好的脂肪肉瘤的影像学表现与病理学对照分析. 中华临床医师杂志（电子版），2015(6): 148~151

[19] 陈芳，赖家佳，杨海涛等. 黏液型脂肪肉瘤二例. 临床放射学杂志，2015，34(8): 1345~1346

[20] 祁鸣，宗敏，李海等. 硬纤维瘤 12 例影像学表现. 放射学实践，2010，25(2): 198~201

[21] 林炳权，许乙凯，李华雨等. 硬纤维瘤 MRI 的诊断价值. 中国临床医学影像杂志，2009，20(10): 740~742

[22] Teixeira PAG, Gay F, Chen B, *et al*. Diffusion-weighted magnetic resonance imaging for the initial characterization of non-fatty soft tissue tumors: correlation between $T_2$ signal intensity and ADC values. *Skeletal Radiol*, 2016, 45(2): 263~271

[23] Park K, Rijn RV, Mchugh K. The role of radiology in paediatric soft tissue sarcomas. *Cancer Imaging*, 2008, 8: 102~115

[24] 唐浩，邹丹凤，陈卫国等. 四肢软组织横纹肌肉瘤的影像学分析. 临床放射学杂志，2011，30(9): 1349~1352

[25] 王绍武，张丽娜，孙美玉等. 软组织肿瘤 MRI 扩散成像与灌注成像的比较研究. 中华放射学杂志，2009，43(2): 136~140

**图书在版编目(CIP)数据**

磁共振弥散加权及融合图像：在肿瘤诊治中的应用/李忠海，陈燕萍，杜端明主编.—上海：上海世界图书出版公司，2018.9

ISBN 978-7-5192-4393-7

Ⅰ.①磁… Ⅱ.①李…②陈…③杜… Ⅲ.①肿瘤—影像诊治 Ⅳ.① R730.4

中国版本图书馆CIP数据核字(2018)第 039745 号

| | |
|---|---|
| 书　　名 | 磁共振弥散加权及融合图像——在肿瘤诊治中的应用 |
| | MR Diffusion-weighted and Infusion Imaging——Tumor Diagnosis and Treatment |
| 主　　编 | 李忠海　陈燕萍　杜端明 |
| 策　　划 | 蔡平工作室 |
| 责任编辑 | 蔡　平　胡冬冬 |
| 封面设计 | 彭　亮 |
| 出版发行 | 上海世界图书出版公司 |
| 地　　址 | 上海市广中路 88 号 9-10 楼 |
| 邮　　编 | 200083 |
| 网　　址 | http://www.wpcsh.com |
| 经　　销 | 新华书店 |
| 印　　刷 | 上海中华印刷有限公司 |
| 开　　本 | 787 mm × 1092 mm　1/16 |
| 印　　张 | 13.75 |
| 版　　次 | 2018 年 9 月第 1 版　2018 年 9 月第 1 次印刷 |
| 书　　号 | ISBN 978-7-5192-4393-7/R·443 |
| 定　　价 | 220.00 元 |

ISBN 978-7-5192-4393-7

9 787519 243937